Claudia Ritter

NATÜRLICH DURCH DIE WECHSELJAHRE

AF636330

Mit 20 Heilkräutern
körperliche und seelische
Beschwerden behandeln

mit BEWÄHRTEN REZEPTUREN zum Selbermachen

humboldt

VORWORT

Liebe Leserin,

„Wenn der Wind der Veränderung weht, bauen die einen Mauern und die anderen Windmühlen“, sagt ein altes Sprichwort. Falls Sie sich in den Wechseljahren und somit in einer hormonellen Umstellungsphase befinden, können damit auch das persönliche Wohlbefinden, die Ausstrahlung oder die Gelassenheit beeinflusst werden. Ich habe dieses Buch speziell für Frauen geschrieben, die während des Wechsels Unterstützung mit natürlichen und bewährten Frauenkräutern suchen und ihre Gesundheit in die eigene Hand nehmen möchten. Denn da gehört sie auch hin.

Vor allem ist dieses Buch für Frauen gedacht, die ein Auf und Ab der Hormone spüren. Möglicherweise zeigt sich das durch Stimmungsschwankungen, Wassereinlagerungen, Energiemangel, sexuelle Unlust, Heißhunger, Hitze, Schweißausbrüche und vieles mehr. Mit erprobten Rezepturen heilender Pflanzen oder Nahrungspflanzen können Sie selbst eine Menge dazu beitragen, dass Ihre Hormone nicht aus dem Gleichgewicht geraten. Sollten Sie starke Beschwerden haben, diese anhalten oder sich möglicherweise verstärken, konsultieren Sie bitte einen ganzheitsmedizinisch ausgerichteten Arzt oder Heilpraktiker, der sich auf die Therapie von Veränderungen im Hormonsystem spezialisiert hat. Gemeinsam können Sie dann einen Weg hin zu neuer innerer und äußerer Balance finden.

Ob in der Zeit des Frauwerdens, der Pubertät, in und um die Schwangerschaft und die Geburt herum oder in der Zeit der weiblichen Wechseljahre – das Leben einer Frau erfährt mitunter große Hormonumstellungen.

Schon mit der Vorpubertät, um das zehnte Lebensjahr herum, startet ein durch Hormone bedingter körperlicher und geistiger Reifeprozess, der bis zu 15 Jahre andauern kann. Häufig um das 40. Lebensjahr herum beginnt ein weiterer, oftmals ebenso 15 Jahre andauernder Abschnitt, in dem die Produktion der Geschlechtshormone langsam zurückgeht. Oft ist diese Lebensphase mit einer tief greifenden geistigen Weiterentwicklung verbunden: Viele Frauen beginnen, ihr Leben zu reflektieren. Manche konzentrieren sich auf völlig neue Aufgaben, die sie erfüllen, und starten insgesamt nochmal durch. Die Zeit der „weisen Frauen" beginnt, was in unserem Kulturkreis oftmals zu Unrecht abschätzig mit „weißhaarig", alt oder weniger leistungsfähig in Verbindung gebracht wird. Hierauf näher einzugehen, würde den Rahmen dieses Ratgebers sprengen, wenngleich ein nachhaltiger Bewusstseinswechsel zu diesem Thema wünschenswert ist. Ich möchte mich hier auf die Linderung körperlicher Symptome und Befindlichkeitsstörungen mithilfe heimischer oder auch aus anderen Kulturkreisen stammender und erprobter Pflanzenzubereitungen konzentrieren und hoffe, dass auch Sie zu all Ihren Beschwerden nützliche Hilfen finden.

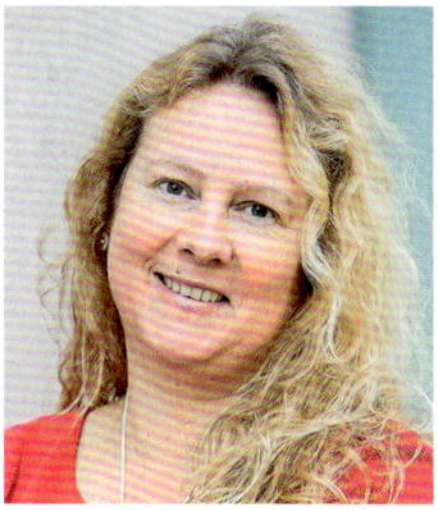

Ihre

Claudia Ritter

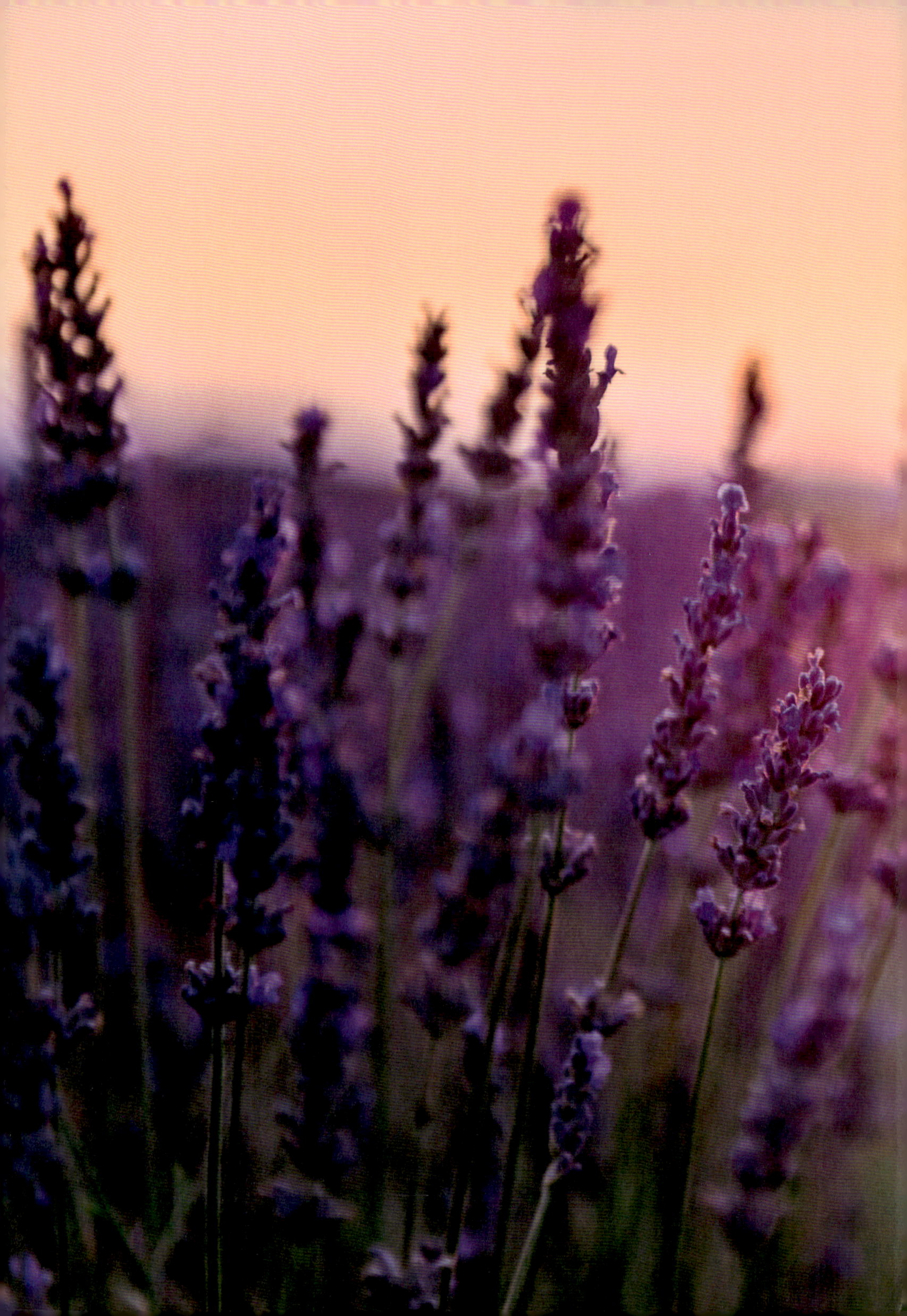

WECHSELJAHRE DER FRAU VERSTEHEN

Willkommen in den Wechseljahren, einer spannenden Lebensphase, in der sich das Zusammenspiel der Hormone in Ihrem Körper verändert. Die Wechseljahre sind für viele Frauen mit Stimmungsschwankungen, Hitzewallungen oder Schlafstörungen verbunden. Sie sind aber eine Zeit der Veränderung und eine Chance auf einen Neubeginn.

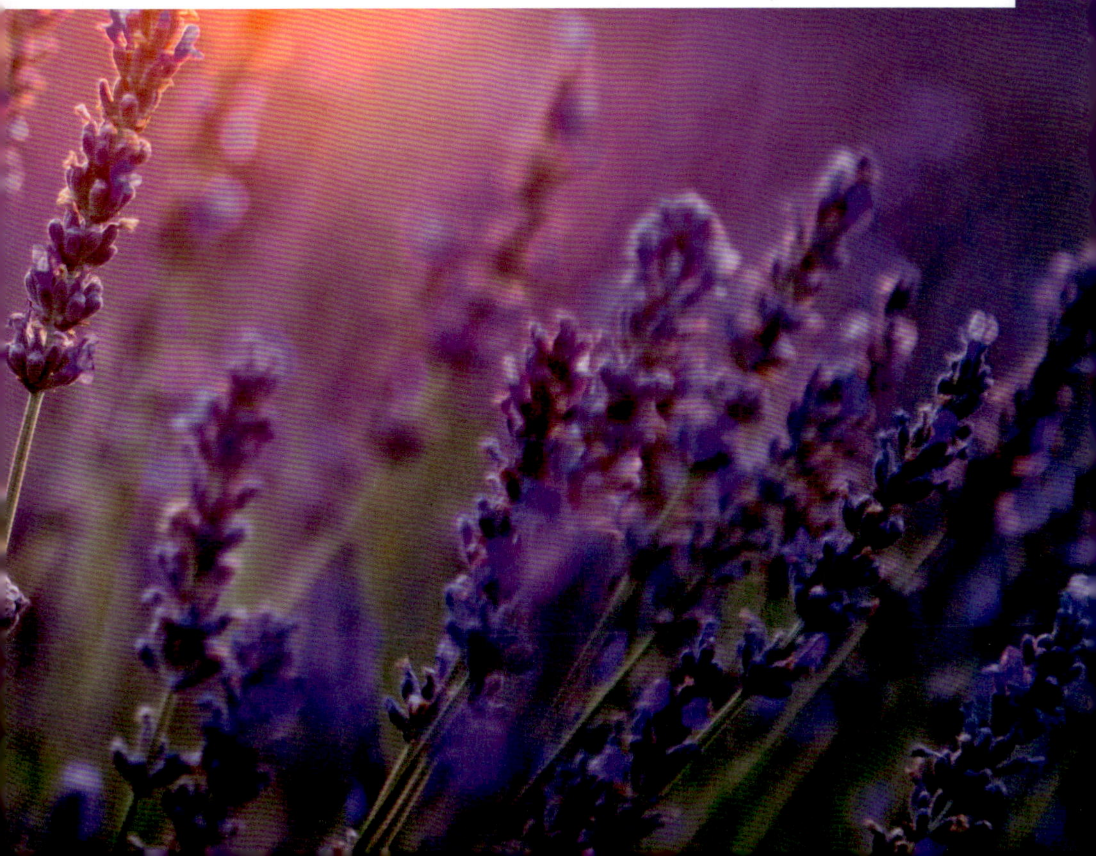

Nun dürfen Sie Bilanz ziehen

Mit den Begriffen Wechseljahre oder Klimakterium sind in unserem Kulturkreis körperliche und psychische Erscheinungsbilder gemeint, mit denen sich Frauen in ihrer Lebensmitte mitunter auseinandersetzen müssen. Werden diese natürlichen Prozesse hierzulande eher negativ bewertet, sieht das in den archaischen Völkern ganz anders aus. Die viel zitierte Lebensmitte gilt als Höhepunkt, was sich auch im lateinischen *climax* = Steigerung ausdrückt. Die Frauen dieser Lebensphase gehören noch lange nicht zum alten Eisen, sondern sind die Zugpferde der Gesellschaft, die ihr Wissen und ihre Lebenserfahrung an die nachfolgende Generation weitergeben dürfen. Sie dürfen nach den ersten Lebensjahrzehnten Bilanz ziehen, zurück- und vor allem auch nach vorne schauen.

Freud und Leid – beides gehört zu einem erfüllten Leben dazu.

Wenngleich häufig eine Veränderung auf allen Ebenen stattfindet, ist die persönliche Einstellung bedeutend, um die Umstellungsphase gut zu bewältigen. Und der Abschied von der fruchtbaren Phase im Leben darf auch mal kurzzeitig depressive Verstimmungen bedingen. Schließlich gehören beide Pole, also Freude und Leid, zu einem erfüllten Leben. Vielleicht verlassen gerade zu dieser Zeit die Kinder das Haus, was das Bewusstsein für einen neuen Lebensabschnitt verstärken kann. Der persönliche Blickwinkel bestimmt jetzt, wie das Leben sich weiterentwickeln darf. Neue Kräfte dürfen nun frei werden, etwa, um lang gehegte Zukunftspläne zu verwirklichen. Wie diese aussehen, ist völlig individuell und der eigenen Phantasie überlassen.

Hormone – Botenstoffe des Lebens

Im Grunde genommen steuern Hormone unser ganzes Leben, wenngleich sie quantitativ gesehen nur ein paar kleine Moleküle sind, die im Pikogrammbereich (= ein billionstel Gramm) gemessen werden. Das beginnt mit dem Verlangen nach Essen, nach Schlaf oder Sexualität. Wir haben Hormone, die Emotionen, die Verdauung oder Organfunktionen regulieren. Unser Hormonsystem ist ein fein abgestimmtes Netzwerk, das fast alle Vorgänge im Körper steuert. Wie wichtig die Hormone sind, merken wir zumeist erst dann, wenn dieses System ins Ungleichgewicht gerät.

Hormone sind nichts anderes als natürliche biochemische Botenstoffe, die von spezialisierten Drüsen – den endokrinen Drüsen – hergestellt werden, und entweder in die Blutbahn oder in benachbarte Zellen abgegeben werden. Sie funktionieren nach dem Schlüssel-Schloss-Prinzip und wirken nur auf die spezifi-

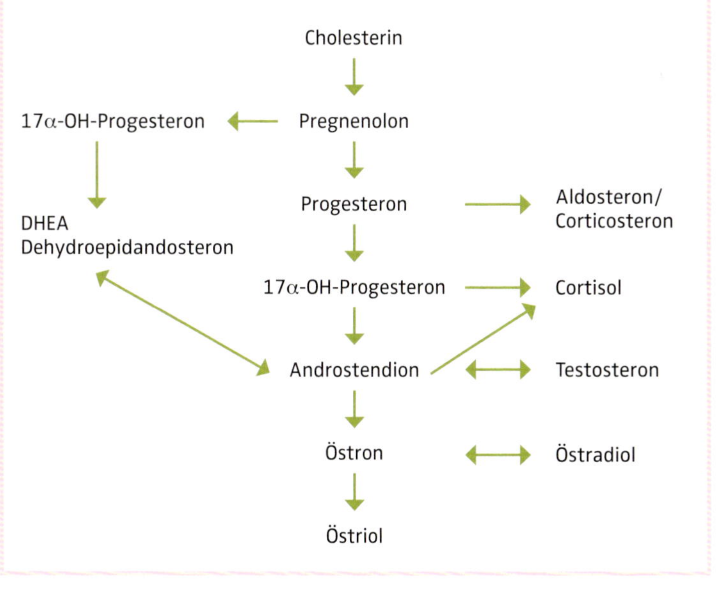

Das sind sie also: unsere Geschlechtshormone.

schen Zielzellen. Ein spezifischer Rezeptor sorgt wiederum dafür, dass der Schlüssel die Zielzelle quasi „aufsperrt" und dort bestimmte Funktionen auslösen kann. Alles in allem: Ohne Hormone läuft nichts.

Nein, ich werde jetzt nicht fachspezifisch und erläutere das ganze Hormonsystem. Denn es ist sehr komplex aufgebaut. Gesteuert wird es vom Hypothalamus, einem Teil des Zwischenhirns, der zwar anatomisch gesehen relativ klein ist, aber aus sehr spezialisierten Zellen besteht. Der Kanzler – vielleicht ist es auch eine Kanzlerin – unserer Hormone sitzt also im Gehirn und gehört zum zentralen Nervensystem. Unter anderem sorgt der Hypothalamus dafür, dass bestimmte Hormone entweder in der Produktion angeregt (dann heißen sie Releasinghormone, engl. *release* = freisetzen) oder gebremst werden (diese heißen Inhibitinghormone, engl. *inhibit* = hemmen, blockieren). Direkt unter dem Hypothalamus sitzt der oberste Minister im endokrinen System – Mediziner bezeichnen das Organ als Hypophyse beziehungsweise Hirnanhangsdrüse. Sie ist quasi das Bindeglied zwischen dem Nervensystem und den Hormondrüsen und steuert deren Funktion. Schilddrüse, Nebenschilddrüse, Bauchspeicheldrüse und Nebenniere sind so etwas wie hochrangige Abgeordnete in unserem Organismus, um bei dem bildhaften Vergleich zu bleiben. Bei der Frau sind die Eierstöcke und beim Mann die Hoden vorrangig geschlechtshormonproduzierende Drüsen auf dieser Ebene.

Sexualhormone beeinflussen nachhaltig unser Befinden.

Die Sexualhormone haben einen enormen Einfluss auf das körperliche und psychische Befinden von uns Menschen. Vorrangig dienen sie der Erhaltung der Art. Während der Mann oft nur wenige Minuten an der Fortpflanzung beteiligt ist, ist der weibliche Körper viel differenzierter strukturiert und dafür vorgesehen, eine Schwangerschaft durchschnittlich über 40 Wochen auszutragen und das Kind mehrere Monate bis Jahre zu stillen. Was viele nicht wissen: Beide Geschlechter produzieren die gleichen Geschlechtshormone. Vorrangig sind dies Östrogene, Progesteron und Testosteron. Lediglich das Verhältnis dieser Hormone ist bei Frauen und Männern unterschiedlich.

Wenn die Hormonproduktion nachlässt

Verändert sich der Körper im Laufe eines Lebens, spielen in allen Entwicklungsphasen auch Progesteron, Östrogene (häufig auch als Estrogene bezeichnet) und auch Testosteron eine Rolle. Da Letzteres bei der Frau nicht ganz so bedeutend ist, möchte ich mich bei der nachfolgenden Ausführung zunächst auf die beiden Hauptdarsteller Progesteron und Estradiol (dem bedeutenden Hormon unter den Östrogenen) konzentrieren.

Im gebärfähigen Alter bereiten sie den Körper zyklisch auf eine Schwangerschaft vor. Die erste Zyklushälfte – die Follikelphase – dauert je nach Zykluslänge grob gerechnet 14 Tage. Dort nimmt die Konzentration des Estradiols stetig zu und sorgt für ein Wachsen der Schleimhaut in der Gebärmutter, während nach dem Eisprung – der Luteal- oder Gelbkörperphase – die Konzentration des Progesterons deutlich zunimmt. Auch diese Phase dauert durchschnittlich erneut 14 Tage. Unter dem Einfluss von Progesteron wird die Schleimhaut für eine mögliche Schwangerschaft und Einnistung des Embryos umgebaut, weswegen das Progesteron auch als Mutterschaftshormon bezeichnet wird. Kommt es nicht zu einer Schwangerschaft, wird die gut durchblutete Schleimhaut mit der Monatsblutung ausgeschieden. Gleichzeitig sinken mit Beginn des neuen Zyklus die Werte beider Hormone im Körper, ehe sie wieder erneut ansteigen.

Bereits ab Mitte 30 produziert unser Körper weniger Hormone.

Spätestens nach dem 35. Lebensjahr haben alle Sexualhormone ihr höchstes Plateau überschritten, das heißt, sie beginnen bereits, allmählich abzufallen. So zwischen dem 35. und 40. Lebensjahr herum schreitet dieser natürliche Prozess meist unbemerkt weiter fort: Oft wird Estradiol noch in ausreichender Menge produziert, während die Progesteronproduktion bereits beginnt, nachzulassen. Das bedeutet auch: Einen Kinderwunsch zu erfüllen, wird zunehmend schwieriger. Da durch das ausreichende Estradiol in der ersten Zyklushälfte noch eine Schleimhaut aufgebaut wird, kommt es am Ende des Zyklus zwar wie gehabt zur Blutung. Manche Frauen werten eine Monatsblutung als ein sicheres Zeichen ihrer Fruchtbarkeit, was jedoch nicht zutrifft, denn in der Zyklusmitte findet bei Frauen dieses Alters nicht mehr regelmäßig ein Eisprung statt. Oft reicht auch die Hormonkonzentration des Progesterons nicht aus, um eine Schwangerschaft aufrechtzuerhalten.

Durch die Verminderung der Hormonproduktion nehmen Zyklusunregelmäßigkeiten bei vielen Frauen ab dem 45. Lebensjahr zu, bis die Monatsblutung schließlich ganz ausbleibt. Frauen sind zu diesem Zeitpunkt im Durchschnitt 51 bis 53 Jahre alt, können aber auch deutlich älter oder deutlich jünger sein. Ich kenne Frauen, die bereits Mitte 40 ihre letzte Blutung hatten, andere erst zwischen 55 und 60. Weder das eine noch das andere ist pathologisch – was wären wir Frauen, wenn wir alle gleich gestrickt wären? Die Natur sieht diesen Prozess für alle Frauen vor und er dient dazu, keine Kinder mehr zu gebären. Wenn dies ins Bewusstsein rückt, können nicht alle Frauen gelassen damit umgehen. Die vielleicht verpasste Chance und der neue Lebensabschnitt bewirken bei einigen sogar depressive Episoden, andere sehen dies dagegen als Startschuss für neue und erfüllende Aufgaben. Insgesamt unterscheiden die Mediziner drei Phasen.

Prämenopause

Der Begriff wird vielfach verwendet, nur leider in der Medizinwelt sehr unterschiedlich gedeutet. Im eigentlichen Sinn handelt es sich um die reproduktive Phase von Frauen, also von der ersten Monatsblutung bis hin zur letzten Monatsblutung. Meist wird der Begriff aber auch mit dem Beginn der nachlassenden Hormonproduktion in Verbindung gebracht.

Die Hormonproduktion in den Eierstöcken lässt mit den Jahren allmählich nach, was sich in der Regel mit sinkenden Progesteronwerten messen lässt. Die Folge sind Veränderungen im Monatszyklus mit kurzen Zyklen, häufig begleitet von längeren und stärkeren Blutungen. In dieser Phase sind Symptome, also Beschwerden des prämenstruellen Syndroms (PMS) recht häufig. Die Tage vor den Tagen können dann begleitet sein von Brustspannen, Wassereinlagerungen in den Beinen, Gewichtszunahme, Unterleibskrämpfen, Völlegefühl, Verstopfung, Blähungen, Kopfschmerzen, depressiven Verstimmungen, Müdigkeit, Heißhungerattacken, Lustlosigkeit und unreiner Haut.

Perimenopause

Spätestens jetzt reduziert der Körper die Produktion von Estradiol, sodass beide Hormonwerte deutlich fallen. Diese Phase ist oft gekennzeichnet durch unregelmäßige Zyklen und überwiegend stärkeren Blutungen. Bei einigen Frauen werden die Blutungen aber auch schwächer und bleiben schließlich ganz aus. Nun ist die Phase erreicht, wo es häufig zu weiteren Beschwerden kommen kann: Stimmungsschwankungen, Niedergeschlagenheit, Nachtschweiß und Hitzeattacken sind Kennzeichen dieser Phase.

> Perimenopause beschreibt die Zeit vor der Menopause.

Allgemeine Tipps bei Hitze und Schweißausbrüchen

- Verzichten Sie soweit wie möglich auf Kaffee, Tee, Nikotin oder Alkoholkonsum.
- Meiden Sie ein Zuviel an direkter Sonneneinstrahlung.
- Kleiden Sie sich nach dem Zwiebelprinzip – eine leichte Strickjacke über dem Shirt oder der Bluse lässt sich schnell abstreifen.
- Achten Sie auf atmungsaktive Stoffe für ihre Bettwäsche und Nachtbekleidung.

- Entspannungstechniken und stressabbauende Maßnahmen in den Alltag integrieren: Yoga, Qigong, Meditation, Lesen, Tanzen, Musik oder was immer Ihnen auch guttut, kann die Lebensqualität deutlich verbessern.
- Falls Sie das Gefühl haben, Sie müssen mal wieder Dampf ablassen: Kraftsport, Ausdauersport, Saunagänge und Wechselduschen können hier wahre Wunder bewirken.

Postmenopause

Mediziner sprechen dann von der Postmenopause, wenn die letzte Regelblutung zwölf Monate und mehr zurückliegt. Doch braucht der Körper in der Regel noch einige Jahre, um sich auf den niedrigen Hormonspiegel einzustellen. Körper und Psyche können nun zu einem neuen und stabilen Gleichgewicht finden. An körperlichen Beschwerden werden hier in der Praxis häufiger eine Trockenheit der Scheide, schwache Beckenbodenmuskulatur, Blasenschwäche, Verringerung der Knochendichte und Schlafstörungen genannt.

In der Postmenopause können Körper und Psyche zu einem neuen, stabilen Gleichgewicht finden.

Anzeichen hormoneller Dysbalance

Für etwa ein Drittel aller Frauen stellen die Wechseljahre keine Probleme dar, etwa ein Drittel reagiert mit leichten Symptomen und zeitweise milden Beeinträchtigungen, und das letzte Drittel klagt über schwerere Symptome, insgesamt etwa zehn Prozent über stark belastende Beschwerden. Eben noch bester Laune und auf einmal folgen Antriebsschwäche, Lustlosigkeit oder das Gefühl: Jetzt reicht's. Wenn sich zu den Stimmungsschwankungen noch Schlafstörungen gesellen, kann die Lebensqualität vollends in eine Schieflage geraten.

Stärke und Schwerpunkte möglicher Beschwerden sind bei jeder Frau unterschiedlich. Zu den klassischen Wechseljahressymptomen gehören vor allem Hitzewallungen und Schweißausbrüche wie auch sexuelle Unlust und vaginale Trockenheit. Wenn dann noch stündlich Wärmewellen hochkommen, läuft das Fass des Erträglichen bei den betroffenen Frauen über. Am Tag macht es keine Laune, wenn das Deo zum wichtigsten Begleiter wird. Und bei einigen wenigen Frauen sind Hitze und Schweiß in den Nachtstunden so stark, dass sie die Nachtwäsche wechseln müssen. Der allmähliche Rückgang der Geschlechtshormone Progesteron und die Gruppe der Östrogene sind hier ein wesentlicher Faktor. Doch es gibt noch andere Einflussfaktoren, die den Hormonhaushalt stören können. Mehr dazu lesen Sie ab Seite 25.

Zu den klassischen Wechseljahressymptomen gehören vor allem Hitzewallungen und Schweißausbrüche.

Die endokrinen Hauptdarsteller

Schauen wir uns die wichtigsten Hormone noch einmal näher an. Sie erinnern sich: Ohne Hormone können feinst aufeinander abgestimmte, geregelte Prozesse unserer Zellen, Gewebe und Organe empfindlich in Schieflage geraten.

Östrogene: Hormone der Weiblichkeit

Wenn wir von den Östrogenen sprechen, meinen wir hier eigentlich drei Hormone: Östron, Östradiol und das Östriol. Wobei das Östradiol, das oft auch als Estradiol bezeichnet wird, das wichtigste weibliche Geschlechtshormon ist.

Gebildet werden diese Botenstoffe zum Großteil in den Eierstöcken. Sie haben einen Einfluss auf den Körperbau, das seelische Gleichgewicht, Haut, Knochen und Haare. Östrogene sind die Hormone, die etwa für mehr Kurven sorgen, da sie die Verteilung des Fettgewebes an Hüfte, Gesäß und Beinen beeinflussen und den weiblichen Körper fraulich erscheinen lassen. Östrogene beeinflussen aber auch unsere Stimmung und geistige Funktionen. Im Allgemeinen wirken sie euphorisierend und lustfördernd.

Niedrige Östrogenspiegel können Gesundheit und Wohlbefinden stören.

Die Konzentration des Estradiols schwankt im fortpflanzungsfähigen Alter im Verlauf des Monatszyklus. Sie ist zum Zeitpunkt des Eisprungs, also in der Mitte des Zyklus, besonders hoch und während der Menstruation besonders niedrig. Mit zunehmendem Alter und zum Ende der Wechseljahre ist das Estradiol so weit abgesunken, dass nur noch geringe Konzentrationen gemessen werden können.

Und das hat Auswirkungen auf mehrere Körperfunktionen: Haut und Schleimhäute werden weniger durchblutet, der Teint ist nun nicht mehr ganz so frisch und rosig. Die Falten lassen sich dann selbst mit guten Kosmetikprodukten nicht mehr so einfach wegzaubern. Die Schleimhäute in der Scheide können trockener und anfälliger für Entzündungen oder Schmerzen beim Sex werden und insgesamt kann die Lust auf die Lust nachlassen. Durch den Rückgang der Östrogene wird häufig auch das Haar dünner und weniger. Und da Östrogene auch den Knochenstoffwechsel beeinflussen, wird weniger Kalzium in die Knochen eingelagert, sodass das Risiko für Osteoporose und Knochenbrüche steigen kann. Sehr wahrscheinlich haben die Östrogene auch Einfluss auf die Blutgefäße und die Arterien, sodass auch die Gefahr für Herzinfarkt und Schlaganfall steigen kann. Nicht zuletzt wird eine Wirkung auf das Nervensystem vermutet, was sich bei fallenden Hormonspiegeln in einem Nachlassen der Gedächtnisfähigkeit zeigen kann.

Progesteron: das Relaxinghormon

Das Progesteron, häufig auch Gelbkörperhormon genannt, wird hauptsächlich in den Eierstöcken gebildet und ist per se, wie schon beschrieben, das Hormon der zweiten Zyklushälfte. Während der fruchtbaren Phase bereitet es die Gebärmutterschleimhaut auf eine mögliche Schwangerschaft vor und hält diese aufrecht und stabil. Gerade in der Frühschwangerschaft kann ein Progesteronmangel zu Fehlgeburten führen. Auch hat es einen erheblichen Einfluss auf die Psyche: es wirkt entspannend, angstlösend wie auch schlaffördernd. Auf körperlicher Ebene fördert Progesteron die Urinausscheidung und verhindert so Wassereinlagerungen. Gleichzeitig sorgt es für dichtes Haar, weniger Falten und stabile Knochen, da es die Kollagenbildung erhöht. Es ist also nicht nur ein Relaxing-, sondern auch ein wahres Jungbrunnenhormon. Zudem unterstützt Progesteron die Funktion der Schilddrüse und verhindert eine Überproduktion von Insulin, womit Progesteron auch einer ungewollten Gewichtszunahme vorbeugen kann.

Ein allmählich fallender Progesteronspiegel zeigt sich bei manchen Frauen bereits Mitte beziehungsweise Ende der dritten Lebensdekade. Ein Mangel zeigt sich außerhalb der Schwangerschaft mit Beschwerden des prämenstruellen Syndroms, in der späteren Phase mit Zyklusunregelmäßigkeiten und möglicherweise einer Verstärkung von typischen Wechseljahresbeschwerden: Libidoverlust, Schmierblutungen, Reizbarkeit, depressive Verstimmungen oder Schlafstörungen.

Progesteron wird auch Gelbkörper- oder auch Anti-Aging-Hormon genannt.

Lange Zeit stand bei der Behandlung von Wechseljahresbeschwerden der Östrogenmangel im Fokus. Heute weiß man, dass Progesteron als Gegenspieler enorm wichtig und auch in der Lage ist, ein Zuviel an Östrogen zu senken. Pflanzliche Zubereitungen aus dem Frauenmantel (Seite 45) oder Mönchspfeffer (Seite 92) können das Progesteron etwas anheben. Jedoch ist bei schwerem Mangel möglicherweise die Gabe von bioidentischen Hormonen hier effektiver.

Im Zweifel sollten Sie sich an einen Frauenarzt oder Heilpraktiker wenden, der mit der Therapie von bioidentischen Hormonen vertraut ist. Ich erlebe es leider immer wieder im Praxisalltag, dass bei unspezifischen Symptomen während der Wechseljahre ohne Laborbefund hohe Progesterongaben verschrieben werden. Aufgrund ihrer hohen Dosierung schießen diese häufig jedoch völlig über das Ziel hinaus und können dann erneut Beschwerden machen. Eine Frau zwischen 50 und 60 Jahren sollte, wenn sie es benötigt und wünscht, jeweils mit den Hormongaben versorgt werden, die in ihren individuellen Bedürfnissen entspricht.

Testosteron: Durchsetzungsstärke und Lust

Testosteron wird ja häufig als das Männerhormon schlechthin bezeichnet. Aber ebenso, wie Männer auch Östrogene haben und bei hormoneller Schieflage Beschwerden durchleiden, haben auch Frauen andersherum ab der Pubertät einen relativ konstanten Testosteronspiegel. Sinkt dieser allmählich, kann sich dies bei beiden Geschlechtern durch eine verminderte Libido bemerkbar machen kann.

Damit nicht genug: Testosteron unterstützt auch den Muskelaufbau, hilft bei der Fettverbrennung und ist wichtig für die Knochendichte und die Herzgesundheit, stärkt das Selbstbewusstsein und die Durchsetzungsfähigkeit. Auch in und nach den Wechseljahren produzieren Frauen noch immer eine geringe Menge an Testosteron.

Und es gibt einige Pflanzen, wie beispielsweise den Bockshornklee, die in der Lage sind, den Testosteronspiegel positiv zu beeinflussen. Da es jedoch so gut wie keine Erfahrungsberichte zu dieser Anwendung bei Frauen gibt, finden Sie den Bockshornklee nicht im Rezeptteil.

Ich möchte hier nur allgemeine Hinweise geben, wie Sie den Testosteronspiegel im Gleichgewicht halten können:

- Krafttraining fördert den Muskelaufbau und gibt dem Körper das Signal, mehr Testosteron zu bilden.
- Eine Vitamin-D-Substitution (siehe folgendes Kapitel) oder regelmäßige moderate Sonnenbäder aktivieren die Produktion aller Geschlechtshormone.
- Eine gesunde und ausgewogene Ernährung mit viel Zink, Selen, Magnesium und B-Vitaminen ist für die Synthese mehrerer Hormone und auch des Testosterons von Vorteil.

Vitamin D: Sonnenvitamin und Hormonvorstufe

Vielleicht fragen Sie sich, warum Sie eine kurze Abhandlung über Vitamin D in einem Kräuterbuch mit dem Schwerpunkt Wechseljahresbeschwerden der Frau finden. Leider hat man zum Zeitpunkt der Entdeckung von Vitamin D das volle Potenzial noch lange nicht erkannt und es irrtümlich den Vitaminen zugeordnet. Tatsächlich ist Vitamin D eine wichtige Hormonvorstufe, die den Aufbau zahlreicher anderer Hormone steuert. Vitamin D ist also ein Multitalent und stärkt das Immunsystem, die körperliche Leistungsfähigkeit, den Aufbau von Knochengewebe, ist aber auch am Aufbau von Sexualhormonen beteiligt. Zur Bildung von Progesteron, Östrogenen und auch Testosteron braucht es, wie gerade schon beschrieben, also Vitamin D.

Ein Vitamin-D-Mangel ist jedoch allgegenwärtig. Schließlich halten wir uns im Gegensatz zu unseren Vorfahren, die draußen auf den Feldern ihre Nahrung anbauten, tagsüber häufig in geschlossenen Räumen auf. Dazu kommt, dass die Synthesefähigkeit von Vitamin D mit zunehmendem Alter abnimmt. Das heißt, unabhängig davon, ob es Sommer oder Winter ist, ob Sie sich viel draußen aufhalten oder nicht – das Risiko für einen Vitamin-D-Mangel ist mit zunehmendem Alter besonders hoch. Bereits Kinder sind häufig von einem Mangel betroffen, und im Erwachsenenalter sind bei etwa 80 Prozent der Bevölkerung Vitamin-D-Mängelzustände messbar. Ich selbst habe schon bei Frauen Werte von 17 ng/ml gemessen, die braungebrannt zu mir in die Praxis kamen. Ein zweiwöchiger Urlaub in den mediterranen Ländern reicht also nicht, um den Vitaminspiegel ausreichend anzuheben: Bei Werten ab unter 30 ng/ml kann es aktuellen Studien zufolge zum Beispiel zu empfindlichen Störungen im Mineralstoffwechsel kommen.

> Bis zu 80 Prozent der Bevölkerung sind von einem Vitamin-D-Mangel betroffen.

Die gute Nachricht: Vitamin D gibt es völlig kostenlos; Sie sollten lediglich vor allem in den Monaten April bis Ende September täglich, je nach Hauttyp, zwischen 15 und 30 Minuten in die Sonne gehen und dabei möglichst 25 Prozent nackte Haut zeigen. Im Spätherbst, im Winter und im Vorfrühling können wir Mitteleuropäer unsere Vitamin-D-Speicher jedoch kaum auffüllen. Und über die Nahrung – vor allem mit Seefisch, Eiern, Avocados, Milchprodukten und Zuchtpilzen – lässt sich leider auch nur ein kleiner Teil des Bedarfs decken. Hinzu kommt die erwähnte nachlassende Synthesefähigkeit mit den Jahren: Sie merken, da wird es eng mit einer ausreichenden Vitamin-D-Versorgung.

Also sollten wir Vitamin D substituieren. Über die Dosierungsempfehlungen ist man sich selbst in Fachkreisen oft uneins. Sie sind recht abenteuerlich und schwanken zwischen 1.000 I.E. (Internationale Einheiten) täglich und 20.000 I.E. wöchentlich. 1.000 I.E. reichen sicher bei einer erwachsenen Frau mit einem Mangel nicht aus, um den Vitamin-D-Spiegel zu erhöhen. Allerdings frage ich mich auch, warum Gaben von 20.000 I.E. einmal pro Woche empfohlen werden. Ich stelle dann gerne die Gegenfrage, ob man auch 20.000 kcal auf einmal verzehren würde, mit der Begründung, einmal pro Woche zu essen würde ja auch ausreichen.

Aber zurück zum Thema: Tatsächlich verspürten mindestens ein Drittel meiner Patientinnen, denen eine Vitamin-D-Gabe von 20.000 I.E. pro Woche empfohlen wurde, bereits wenige Stunden nach der Einnahme Muskel- oder Kopfschmerzen und andere unspezifische Symptome. Weswegen sie dann häufig auch in meiner Praxis auftauchen und nicht mehr wissen, wie sie sich jetzt eigentlich verhalten sollen. Wie immer ist die goldene Mitte hier oft der richtige Weg. Je nach Mangelzustand, Gewicht und Beschwerden dürfen es zwischen 2.000 und 4.000 I.E. pro Tag und insgesamt über einen Zeitraum von drei Monaten sein, um den Vitamin-D-Spiegel nachhaltig anzuheben. Einige Präparate werden in Kombination mit Vitamin K_2 angeboten, was sich günstig auf die Knochensubstanz auswirkt. Lediglich Patientin-

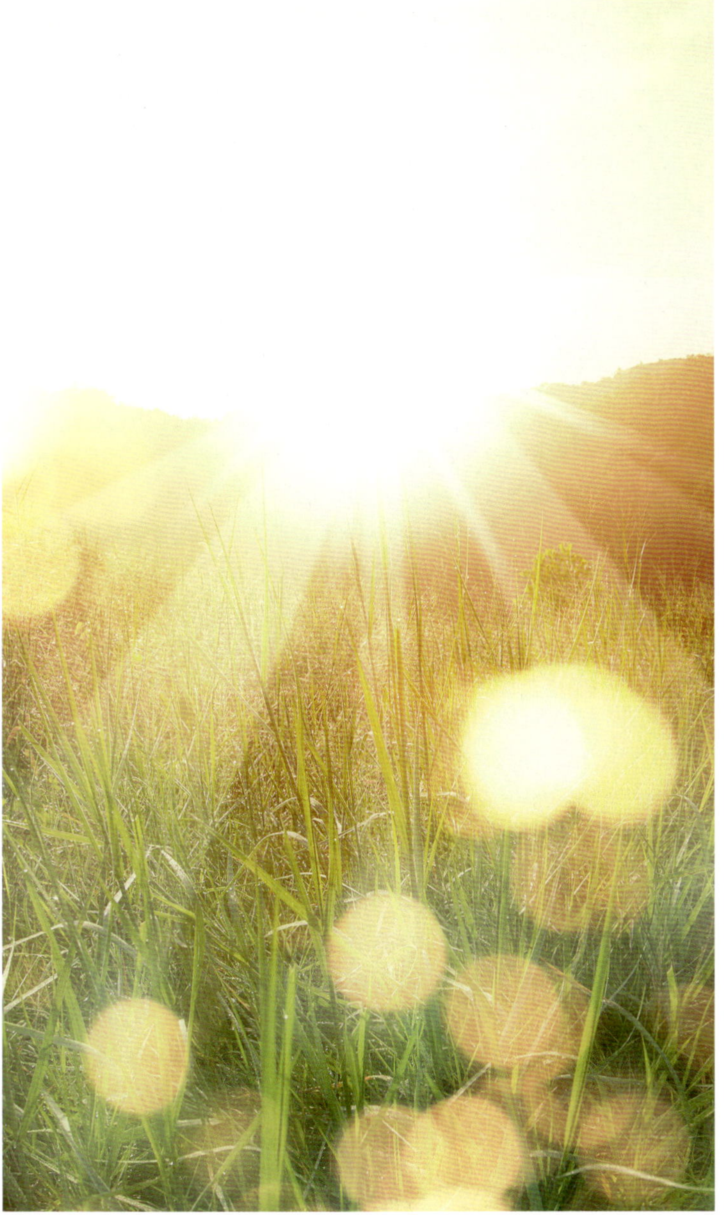

So gut uns die Sonne auch tut: für eine ausreichende Versorgung mit Vitamin D sollten Sie zu Nahrungsergänzungsmitteln greifen.

nen, die Gerinnungshemmer einnehmen müssen, sollten die Monopräparate bevorzugen.

Falls Sie sich unsicher sind, wie es um Ihren Vitamin-D-Status bestellt ist, dann lassen Sie ihn doch bestimmen. Die naturheilkundlichen Praxen sind oft besser mit dem Thema vertraut als allgemeinmedizinische.

Giftstoffe und Hormonsystem

Wie schon vorausgeschickt, gibt es noch weitere Einflussfaktoren, die gerade in den Wechseljahren verstärkt Beschwerden machen beziehungsweise diese ankurbeln können. Giftstoffe, sprich Toxine, sind ja mittlerweile für uns alle ein allgegenwärtiges Thema. Und im Prinzip sollte sich auch jeder damit beschäftigen.

Noch vor 50 Jahren waren Giftstoffe oft sichtbar, riechbar und auch fühlbar. Abgase qualmten in merkwürdigen Farben aus Industrieschloten und ließen ganze Regionen schmutzig und grau aussehen. In den Gewässerabschnitten nahe einiger Industriegebiete kam es zum Fischsterben. Und beim sorglosen Anstrich mit verschiedenen Holzschutzmitteln stellten sich oft anhaltender Kopfschmerz oder Übelkeit ein. Heute ist das in der Regel anders. Viele Giftstoffe sind versteckt und so klein, dass sie nur im Nanopartikelbereich nachweisbar sind. Dennoch sind sie vorhanden und in Summe mitunter ein enorm gesundheitsschädlicher Cocktail: Vor allem Nahrungsmittel und alltägliche Gegenstände etwa aus Kunststoff, wie beispielsweise viele Spielzeuge für Kinder, sind Quellen dieser nicht zuträglichen Stoffe.

Gleich vorweg: Jeder reagiert anders darauf und ist auch unterschiedlich sensibel. Und oft ist es auch nicht nur einer dieser Stoffe, der toxisch wirkt – meist ist es das Zusammenspiel mehrerer Faktoren.

Xenoöstrogene

Xenoöstrogene sind mittlerweile ein bedeutender Faktor. Per Definition handelt es sich dabei um Chemikalien synthetischer oder natürlicher Herkunft, die auf die körpereigenen Hormone wirken. Sie werden bei Männern mit dem Absinken der Spermienzahl und mit der Zunahme von Hodentumoren in Verbindung gebracht. Ihr Vorkommen ist vielfältig, vor allem finden wir sie im weichen Plastik.

Ich möchte mich hier auf das Bisphenol-A konzentrieren, einem Grundstoff zur Herstellung von Polycarbonat, der derzeit am meisten diskutiert wird. Neben Baby- und Kleinkindspielzeug wird es häufig in Plastikgeschirr, Konservendosen und Thermopapier (Kassenbons, Bahntickets) verarbeitet. Bisphenol-A kann sich bei Kontakt mit Lebensmitteln aus dem damit hergestellten Produkt lösen. Beispiele dafür sind die Plastiktrinkbecher für den Kaffee to go oder weiche Plastikpfandflaschen für Mineral- und Tafelwässer und Softgetränke aller Art. Je mehr Säure die Speisen und Getränke enthalten, und je mehr Hitze durch Erwärmen entsteht, desto mehr Bisphenol löst sich aus dem betreffenden Plastikgeschirr beziehungsweise Behälter. Und: Bei Frauen kann Bisphenol-A die typischen Wirkungen eines Östrogenüberschusses mit Wassereinlagerungen, Stimmungsschwankungen und Gewichtszunahme auslösen und langfristig sogar ein erhöhtes Risiko für Brusttumoren bedeuten.

Dies gilt auch für Phthalate, Kunststoffweichmacher, die Weich-PVC beigemischt werden, um sie elastisch und biegsam zu machen. Sie verstecken sich in Bodenbelägen, Vliestapeten, Kunstleder, Kabelisolierungen oder Beatmungsschläuchen in den Krankenhäusern. Da diese Weichmacher im Kunststoff chemisch nicht fest gebunden sind, gasen sie ständig aus. Erst wenn das Produkt porös und damit unbrauchbar geworden ist, sind alle Weichmacher entwichen.

Hormonaktive Substanzen unserer Umwelt können für die Wechseljahre typische Beschwerden auslösen oder verstärken.

Amalgamfüllungen

Wahrscheinlich gehören Sie zudem zu jener Generation, bei der Amalgamfüllungen unbedacht in die kariösen Löcher zu behandelnder Zähne eingebracht wurden. Das Material ist günstig und leicht zu verarbeiten, jedoch überwiegen die nachteiligen gesundheitlichen Langzeitfolgen. Denn die körpereigene Entgiftung dauert bei Amalgam sehr lange: So beträgt die Halbwertszeit von Amalgam im Körper je nach Organ bis zu 18 Jahre.

Amalgam besteht etwa zur Hälfte aus Quecksilber, dann werden noch Silber, Zinn, Kupfer und Zink beigemischt. Die Mischung ist so toxisch, dass sie als Sondermüll entsorgt werden muss. Je mehr heiße und säurehaltigen Lebensmittel Sie bei vorhandenen Amalgamfüllungen verzehren, je häufiger Sie die Zähne putzen, auf kerniger Nahrung herumbeißen oder vielleicht auch nachts mit den Zähnen knirschen, desto mehr Quecksilber wird aus den Füllungen freigesetzt und gelangt so über die Blutbahn in Organe und Gewebe.

Amalgamablagerungen können hormonelle Störungen begünstigen.

Folgenschwer können Einlagerungen in das Gehirn und Zentralnervensystem sein. Durch die Anlagerung an Körpereiweiße behindert Amalgam auch deren Funktion, was sich durch die Blockade lebensnotwendiger Enzyme (die Biokatalysatoren unseres Lebens) oder durch hormonelle Störungen bemerkbar machen kann. Es gibt Studien, die darauf hindeuten, dass Amalgamfüllungen zu Unfruchtbarkeit führen, einer erhöhten Fehlgeburtenrate und zu Störungen der Regelblutung.

In Zeiten der Wechseljahre, in denen ohnehin manchmal ein belastendes Auf und Ab der Hormone stattfinden kann, können bestehende Amalgamfüllungen oder nicht gründlich durchgeführte Ausleitungen oftmals eine Therapieblockade darstellen. Das heißt, trotz gut gewählter Medikamente oder Therapiemaßnahmen zeigen sich keine oder nur wenige Verbesserungen.

Elektrosmog und Handystrahlung

Handys, Mobilfunk, Elektrosmog – damit werden wir vermutlich alle tagtäglich konfrontiert. Die verkabelte wie auch die kabellose Welt brachte ungeheure Neuerungen in die Menschheit. Und ich gebe zu, dass auch ich nicht auf sie verzichten möchte. Doch gibt es hier zwei Seiten der Medaille, denn auch diese neue Technologie kann vor allem bei sensiblen Menschen die Gesundheit beeinträchtigen. Körperliche und dabei vor allem hormonelle Vorgänge können so massiv gestört werden, sodass unspezifische Beschwerden und Krankheiten auftreten können – es werden sogar Krebserkrankungen diskutiert.

Auch Elektrosmog kann den Hormonhaushalt beeinträchtigen.

Immerhin: Im menschlichen Organismus kommunizieren mehrere Duzend Billionen Zellen mittels niederfrequenter elektromagnetischer Signale und biochemischer Reaktionen miteinander und tauschen so Informationen aus. Der ständige Beschuss mit elektromagnetischer Strahlung kann diese Kommunikationswege stark stören oder gar unterbrechen. In der Folge kann der Stoffwechsel wie auch das Hormonsystem empfindlich aus dem Gleichgewicht geraten. Wie Sie ja schon wissen, können selbst geringfügige Schwankungen im Hormonhaushalt zu Unwohlsein führen. Kommt es also durch einen physiologischen Abfall wichtiger Hormone im Klimakterium ohnehin mitunter zu unerwünschten Turbulenzen, können elektromagnetische Wellen das System völlig aus der Bahn werfen.

Wie kommen wir also raus aus der Elektrofalle? Hier ein paar einfache und praktikable Tipps, damit Sie im wahrsten Sinne des Wortes nicht ständig unter Strom stehen:

- Kaufen Sie Smartphones mit einem SAR-Wert unter 0,6 Watt je Kilogramm. Dieses Kriterium erfüllen derzeit nur um die 20 Prozent der hergestellten Handys.
- Am besten vermeiden Sie generell eine Nahfeldstrahlung, denn die Intensität der elektromagnetischen Wellen nimmt bereits in wenigen Zentimetern Entfernung ab.

- Ein Headset bedingt bei häufigem Telefongebrauch deutlich niedrigere Feldstärken.
- Noch günstiger ist es, das Festnetz zum Telefonieren zu nutzen.
- Schalten Sie andere elektromagnetische Quellen aus, indem Sie den Stecker ziehen, wenn sie nicht genutzt werden. Kabellose Telefone, Radiowecker, Ladegeräte, WLAN-Geräte oder Küchengeräte sind hier die Dauerbrenner.

Kosmetik

Auch synthetische Bestandteile von Kosmetikprodukten stehen in Verdacht, den Hormonhaushalt ungünstig zu beeinflussen. Duschgele, die Handseife, Make-up, Mascara, Lippenstift, Haarwachs und viele Sonnenschutzcremes enthalten Substanzen, die dem Hormonsystem nicht zuträglich sind, um nur einige wenige Beispiele zu nennen. Etwa ein Drittel aller Kosmetika enthält nach Angaben des Bund für Umwelt und Naturschutz Deutschland e.V. (BUND) hormonell wirksame Stoffe. Silikone und Parabene stehen an vorderster Stelle, gefolgt von 4-Methylbenzylidencampher oder dem Stoff Resorcinol, der sich in Haarfärbemitteln verbergen kann.

Etwa ein Drittel aller Kosmetika enthält hormonell wirksame Stoffe.

Letztendlich ist es jedoch egal, welcher Stoff nun welche Folgen anrichten kann, denn hier gibt es eine einfache Lösung. Zudem ist es noch nicht mal entscheidend, ob Sie die günstigen Produkte vom Discounter oder die hochpreisigen Kosmetika aus der Parfümerie erstanden haben, der Anteil der Zusatzstoffe ist ähnlich. Einzig und allein Naturkosmetikprodukte sind frei von den hormonell wirksamen Substanzen. Außerdem verhelfen diese Produkte zu einer natürlichen Schönheit, haben ein deutlich geringeres Allergiepotenzial und die Auflagen zum Verbot von Tierversuchen sind deutlich strenger als in der konventionellen Kosmetik.

Glyphosat

Kommen wir abschließend zu Unkrautvernichtungsmitteln. Mitte der 1970er-Jahre kam erstmals ein Herbizid auf den Markt, das heute in mehreren Varianten und von mehreren Unternehmen produziert wird. Alle Produkte enthalten jedoch Glyphosat und zahlreiche Hilfsstoffe, deren Zusammensetzung von den Herstellern mit der Begründung, es sei ein Geschäftsgeheimnis, nicht veröffentlicht werden. In der Landwirtschaft, im Obst- und Weinbau, im Garten, in den Weihnachtsbaumplantagen, auf Bahngleisen oder industriell genutzten Flächen ist Glyphosat aber tatsächlich allgegenwärtig. Glyphosat kann über die Nahrung aufgenommen werden. Es lässt sich weder abwaschen noch durch den Kochvorgang oder Einfrieren zerstören.

Glyphosat hemmt einige Stoffwechselprozesse in Pflanzen, indem es ein Pflanzenenzym blockiert, wodurch die Pflanzen wichtige Aminosäuren nicht mehr bilden und schließlich absterben. Offiziell gilt das Mittel schon in kleinster Konzentration auch für den Menschen als „wahrscheinlich krebserregend“. Und mehrere Studien deuten darauf hin, dass Glyphosat negativ auf das Hormonsystem wirkt, sich Schwangerschaften verkürzen oder vermehrt Fehlbildungen auftreten, bei Männern die Testosteron- und bei Frauen die Östrogenproduktion sinkt.

Wer Lebensmittel möchte, die weder genmanipuliert noch mit synthetischen Mitteln gespritzt sind, kommt also um Bioware nicht herum, da Glyphosat, wie andere synthetische Pflanzenschutzmittel, im Ökolandbau verboten ist.

> Mit Bioware sind Sie auf der sicheren Seite.

Ich möchte Sie einladen, alle genannten Einflussfaktoren zu beachten und sich damit auseinanderzusetzen, um auch über diese Stellschrauben entscheidend zu mehr Wohlbefinden und Gesundheit – vor allem in den Wechseljahren – beizutragen.

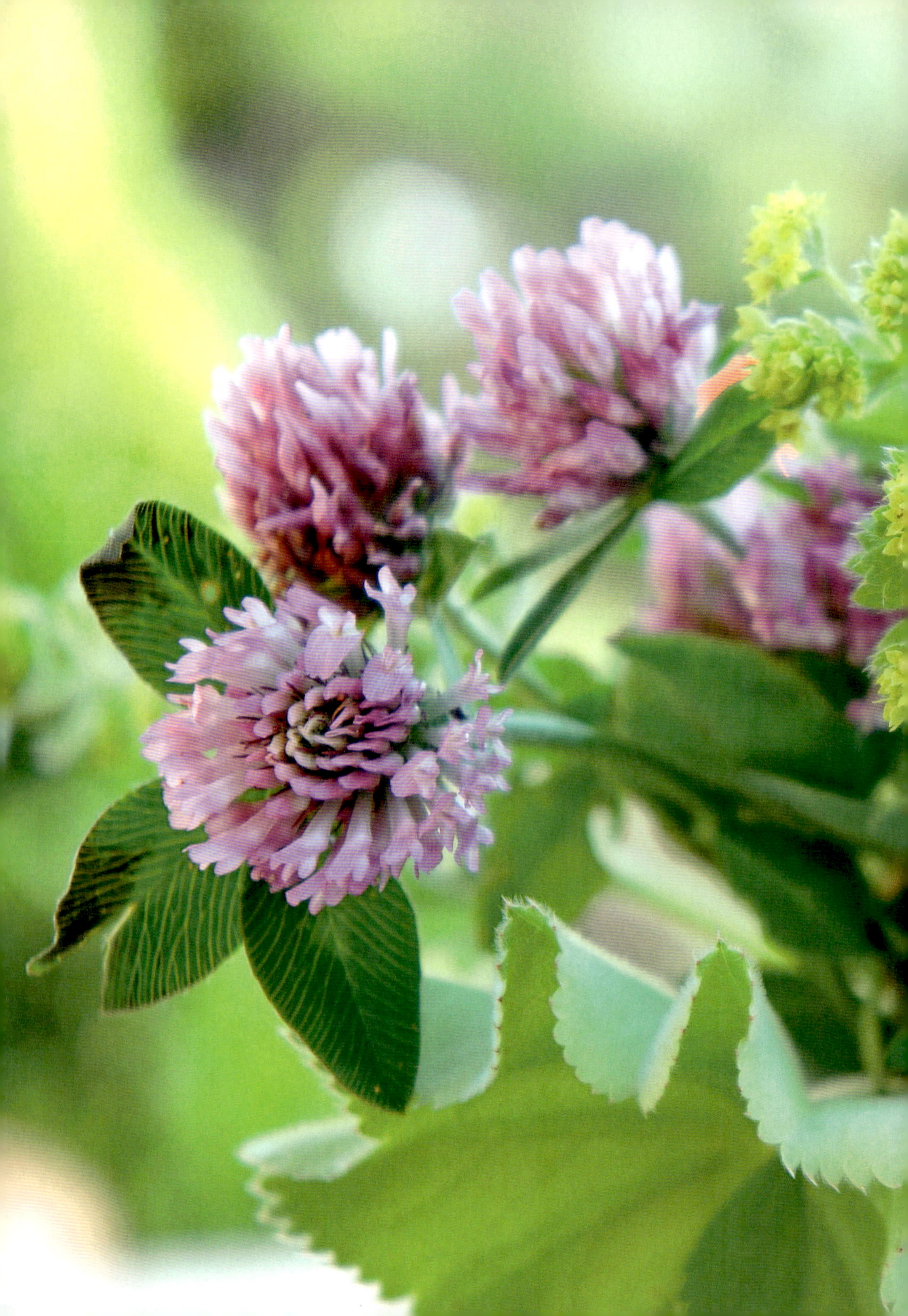

NATÜRLICHE SELBST-BEHANDLUNG: HORMONREGULIERENDE HEILKRÄUTER

Pflanzen spiegeln wider, was nachhaltige Frauenheilkunde benötigt und ausmacht: die Sicht auf die Ganzheit und auf die in jeder Frau wohnenden natürlichen Kräfte für Gesundheit und Wohlbefinden. Sie können selbst viel zu Ihrer Hormonbalance beitragen und dafür die Apotheke der Natur nutzen. Ob Beifuß und Brennnessel, Melisse und Mönchspfeffer oder die Traubensilberkerze: Traditionelle Heilkräuter mit hormonregulierender Wirkung können Körper und Seele wieder ins Gleichgewicht bringen und oft auch moderne, schulmedizinisch notwendige Therapien sinnvoll ergänzen.

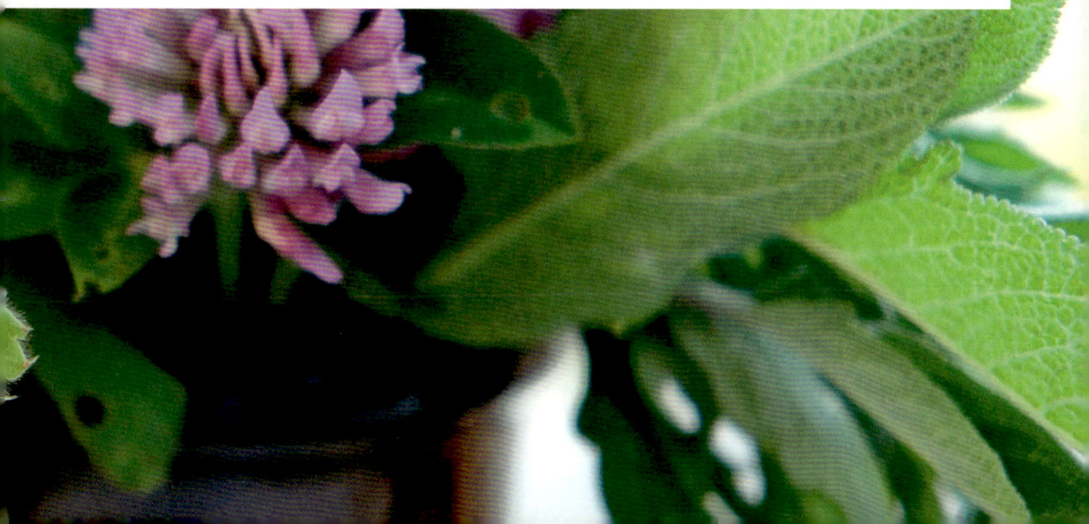

Die Therapie mit Phytohormonen

Pflanzen sind so etwas wie regulierende Helfer des Menschen. Und zwar für fast alle Beschwerden. Tatsächlich gibt es eine Reihe von Pflanzen mit hormonähnlicher Wirkung. Diese wurden in der jüngsten medizingeschichtlichen Episode kaum beachtet, denn hochdosierte, chemisch hergestellte Hormone – im Grunde genommen sind es hormonähnliche Substanzen – versprachen eine effektive Linderung der Beschwerden. Doch kam es auch vielfach zu erheblichen Nebenwirkungen.

Die Renaissance der Heilkräuter ist allgegenwärtig.

Pflanzenstoffe besitzen solche Nebenwirkungen nicht. Umso mehr ist es Zeit für eine Renaissance, denn kräuterkundige Frauen haben sich schon immer mit Pflanzen geholfen – auch im hormonellen Bereich, wenngleich der Begriff der Hormone lange gar nicht bekannt war. Keine Hebamme kam ohne hormonell wirkende Pflanzen aus. Die alten Geschichtsbücher sind voll von fruchtbarkeitssteigernden wie auch sexualdämpfenden Ritualen und Pflanzenzubereitungen, um etwa die Menstruation zu fördern oder auch starke Blutungen zu stoppen.

Forscher der Neuzeit entdecken immer mehr Pflanzensubstanzen mit einer hormonregulierenden Wirkung. Was den therapeutischen Erfolg anbelangt, so wird es Frauen geben, die möglicherweise zusätzlich zu den Pflanzenzubereitungen noch Unterstützung mit Vitaminen, Spurenelementen oder bioidentischen Hormonen benötigen. Und es wird womöglich auch die Frauen geben, die mithilfe dieses Buches erfolgreich selbst viel dafür tun können, ihre Beschwerden zu lindern. Bei der Verwendung von Heilpflanzen ist dabei, wie fast überall, die Qualität ein bedeutender Faktor. Wildsammlungen und biologisch angebaute Pflanzen haben hier zum Beispiel eindeutige Vorteile. Zudem gilt bei Kräuterzubereitungen die Faustregel einer maximal vier- bis sechswöchigen Anwendungszeit. Dann sollte man pausieren oder das Kraut wechseln.

Worauf Sie achten sollten

Kräuter begleiten seit Urzeiten die verschiedenen Lebensphasen vor allem der Frau. Und wenngleich Zubereitungen aus Pflanzen und Heilkräutern in der Regel nebenwirkungsarm sind, sollten Sie Ihren Gynäkologen oder Heilpraktiker darüber informieren, wenn Sie diese verwenden. Auch bei naturheilkundlichen Medikamenten gilt der Grundsatz: So wenig wie möglich und so viel wie nötig. Denn Überdosierungen oder Langzeiteinnahmen können unter Umständen negative Auswirkungen auf die Gesundheit haben.

Frauen, die an Krebs und insbesondere an Brust- oder Eierstockkrebs erkrankt sind oder waren, wie auch Schwangere und stillende Frauen sollten Pflanzen mit einer hormonregulierenden Wirkung in jedem Fall nur nach Rücksprache mit dem Arzt oder Heilpraktiker verwenden. Bitte informieren Sie diese auch bei körperlichen Warnsignalen jeder Art – seien es Schmerzen, Krämpfe, Blutungen, Fieber oder bei anhaltender Müdigkeit.

20 FRAUENHEILKRÄUTER VON A BIS Z

Beifuß – *Artemisia vulgaris*: die Mutter aller Kräuter

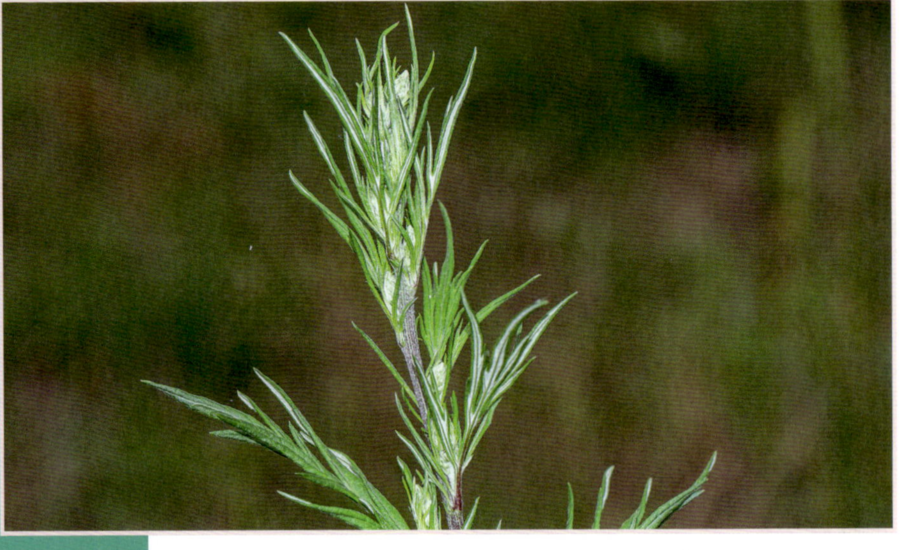

Weil Beifuß den Gattungsnamen *Artemisia* trägt, muss es sich ja um ein potentes Frauenkraut handeln. Artemis ist in der griechischen Mythologie die Muttergöttin und zuständig für die Jagd, Helferin bei Geburten und Hüterin der Frauen und Kinder. Jungfernkraut, Weiberkraut und Schoßwurz sind nur drei der zahlreichen Volksnamen für das alte Frauenkraut, das gerne an den Wegrändern wächst. Das Korbblütengewächs kommt relativ unscheinbar daher und wird deshalb manchmal übersehen. Dabei wächst Beifuß recht häufig bei uns. Er gedeiht als Wildkraut in ganz Europa, in Teilen Asiens und in Nordamerika, ist eine Pionierpflanze und siedelt sich gerne auf trockenen und sonnigen Plätzen an: Schuttplätze, Ödland und Wegränder sind bevorzugte Standorte. Manchmal wächst der Beifuß nur kniehoch, anderenorts gleich zwei Meter in die Höhe.

Die Inhaltsstoffe: Viele kennen Beifuß als Gewürzpflanze und stopfen damit die Weihnachtsgans, damit der fette Braten leichter verdaut werden kann. Die verdauungsfördernde Wirkung von Beifuß erklärt sich über den hohen Gehalt an Bitterstoffen, über den die Leber aktiviert und die Galleproduktion verstärkt werden kann. Fette können so effektiver gespalten und verwertet und es kann einem Völlegefühl oder Blähungen vorgebeugt werden. Wie jede andere Pflanze auch lagert Beifuß Vitamine und Mineralien in das Kraut ein. Unter anderem solche, die das Immunsystem stärken und freie Radikale abfangen können. Dazu zählen: Carotinoide, Flavonoide und auch ätherische Öle wie Kampfer und Thujon sowie Cumarine, Sitosterole und viele andere Stoffe mehr.

In den gynäkologischen Praxen mit naturheilkundlichem Schwerpunkt nutzt man vor allem die wärmenden und durchblutungsfördernden Qualitäten des Krauts, das in früheren Zeiten von fast allen Kräuterweibern und Hebammen als Universalmedizin bei Frauenbeschwerden genutzt wurde. Von der magischen Zauberkraft, die einst mit Beifuß verbunden wurde, wissen allerdings nur noch wenige. Beispielsweise banden sich zum Sonnwendfest die Frauen einen Gürtel mit Beifußkraut an den Oberschenkel oder die Taille und sprangen damit über das Sonnwendfeuer, um ihn anschließend dem Feuer zu übergeben. So streiften sie symbolisch das ab, was sie hinter sich lassen wollten. Wenn Altes geht, kann Neues entstehen. Das gilt bis heute. Vielleicht eine neue Schwangerschaft, ein neuer Lebensabschnitt oder ein Umzug. Auch als Räucherwerk wird Beifußkraut genutzt, wenn das alte Jahr sich verabschiedet und ein neues sich ankündigt, wobei die jahrtausendealte Tradition des Räucherns in einigen

Gegenden, wo noch viele Traditionen erhalten blieben, noch weit verbreitet ist. Im Alpenraum und in der Oberpfalz kennt man deshalb vielfach noch diese Bräuche. Der Beifußrauch ist krautig würzig, erdig und harzig. Er entspannt und beruhigt die Nerven, gibt neue Energie und stärkt die Lebenskraft und den Antrieb, Neues zu beginnen.

Beifuß hat durchblutungsfördernde und wärmende Eigenschaften.

Beifuß kann auch für Frauen mit Wechseljahresbeschwerden hilfreich sein, denn er aktiviert die Hirnanhangsdrüse (Hypophyse), regt die Gestagen- und Östrogenproduktion an und verhindert so einen allzu schnell abfallenden Hormonspiegel. Falls Sie unter einer Beckenbodenschwäche leiden, beispielsweise viele Kinder geboren haben oder über einen längeren Zeitraum körperlich schwer arbeiten mussten, kann Beifuß ebenfalls gute Dienste leisten, da er den Tonus der Gebärmutter und anderer Unterleibsorgane zu erhalten vermag. Gleiches gilt, wenn Sie häufiger mit Harnwegs- und Vaginalinfekten zu tun haben. Tatsächlich hat Beifuß auch antimikrobielle Eigenschaften. Das bedeutet, dass er gegen Bakterien, Viren und Pilze wirksam ist.

Gestaute Emotionen kommen wieder in Fluss, psychische Blockaden lösen sich.

Zubereitungen mit Beifuß wirken aber nicht nur auf körperlicher Ebene, sondern können auch ein psychisches Ungleichgewicht wieder in die Mitte bringen. In frühen Zeiten verscheuchte man mit Beifuß Dämonen und die Melancholie, heute depressive Verstimmungen, Nervosität und Schlaflosigkeit. Auch hier greift das aktivierende Wirkprinzip der Pflanze. Gestaute Emotionen und psychische Blockaden kommen wieder in Fluss. Sollten Sie zu den Frauen gehören, die darüber hinaus unter ständig kalten Füßen leiden oder nach langen Fußmärschen zu geschwollenen Beinen neigen, dann kann ein Fußbad mit Beifußkraut Abhilfe schaffen. Vermutlich hat die Pflanze deswegen ihren deutschen Namen erhalten, weil sie müde Füße belebt und die Blutzirkulation verbessert.

Sammeltipps: Falls Sie als Kräutersammlerin den Beifuß auf Anhieb nicht erkennen: Seine Blätter sind oben dunkelgrün und auf der Unterseite grau oder weiß filzig, die Stängel meist rostrot. Verwechseln kann man den Beifuß in erster Linie mit dem Wermutkraut, dessen Blätter allerdings auch auf der Oberseite weiß filzig sind. Der Geschmack der Beifußblätter ist herb würzig und bitter, jedoch nicht so ausgeprägt bitter wie jener des Wermuts. Eher unscheinbar ist beim Beifuß der gelbbraune Blütenstand mit den winzig kleinen Einzelblüten, die ähren- oder traubenförmig angeordnet sind. Die Blütezeit ist recht spät und dauert von Juli bis Oktober. Ernten Sie das Kraut dort, wo Sie wenige Schadstoffe vermuten, vorzugsweise vor der Blütezeit, denn dann ist das Allergiepotenzial geringer.

Zubereitungen mit Beifuß für Frauen bei

- Gestagen- und Östrogenmangel
- Beckenbodenschwäche
- Harnwegs- und Vaginalinfekten
- schwacher oder ausbleibender Menstruation
- geschwollenen Beinen, kalten Füßen
- gestauten Emotionen und Antriebslosigkeit

Gut zu wissen

Beifuß ist ein aktivierendes Kraut, das Ihr eingeschlafenes Hormonsystem wieder zum Erwachen bringen kann. Deshalb bezeichnen es einige auch als Hypophysenaktivator.

Allgemeine Hinweise

Bedenken Sie bitte vor der Anwendung einer Teekur oder gar der regelmäßigen Einnahme der noch stärker wirkenden Tinktur, dass Beifußanwendungen nur für jene Frauen von Vorteil sind, deren Menstruation bereits ausgeblieben oder generell schwach ist. Bei starken Monatsblutungen sind Beifußanwendungen für Sie keine Option, denn die ohnehin schon starken Blutungen würden sich dann noch verstärken. Vielleicht hilft Ihnen als

Merkhilfe dieser kurze Satz: „Beifuß bringt alles in Fluss.“ Er regt den Kreislauf, die Lebertätigkeit, die Hypophyse und die Keimdrüsen an, aktiviert so die Entgiftungswege und die Ausleitung über Stuhl und Schweiß und verstärkt die Menstruation.

Falls Sie zu den Allergikerinnen gehören, müssen Sie ebenfalls vorsichtig mit Beifußanwendungen sein, denn die Pollen haben Allergiepotenzial. Möchten Sie Beifuß für Selbstanwendungen in der Natur ernten, sollten sie ihn auch vor der Blüte ernten, um das Allergiepotenzial erheblich zu senken. Wichtig: Für Frauen mit starker Regelblutung, während der Schwangerschaft und bei Bluthochdruck sind Beifußanwendungen tabu. In alten Zeiten hat man Beifuß verwendet, um eine stockende Geburt voranzutreiben und mit anderen Zutaten gemischt, um eine Schwangerschaft vorzeitig zu beenden.

Zum Selbermachen

Bewährte Rezepturen

Beifußtee: die Hypophyse aktivieren

Trocknen Sie die frisch geschnittenen oberirdischen Teile mit den Triebspitzen. Für eine Tasse Tee 1 TL getrocknetes Kraut mit einer Tasse siedendem Wasser übergießen, 8–10 Minuten zugedeckt ziehen lassen, ehe Sie den Tee abseihen. Maximal drei Tassen pro Tag ist hier die richtige Dosierung.

Beifußtinktur bei chronischen Harnwegsinfekten oder schwachem Beckenboden

Sie benötigen für ein kleines Fläschchen: 10 g getrocknetes oder 20 g frisches, leicht angewelktes Beifußkraut und 100 ml 40-prozentigen Weinbrand. Beides in einem ausgekochten Schraubglas ansetzen, den Ansatz zwei Wochen stehen lassen. Abseihen und in eine dunkle Tropfflasche umfüllen, beschriften und mit Datum versehen. Die Tinktur sollte nach zwölf Monaten aufgebraucht sein.

Als Standarddosis gelten zwischen 10–20 Tropfen gelöst in etwas Wasser. Diese Medizin jedoch nicht mehr als dreimal täglich anwenden.

Beifußölauszug zur Einreibung

Der Ölauszug ist hilfreich bei geschwollenen Beinen, kalten Füßen, spärlicher Menstruation und Bauchkrämpfen: Eine Handvoll grob zerkleinertes Beifußkraut in ein Schraubglas geben. Mit neutralem Öl übergießen (z. B. Mandel-, Sonnenblumen- oder Distelöl), sodass alles Kraut bedeckt ist. Das Glas gut zwei Wochen an einen warmen Platz in die Sonne stellen, danach den Ansatz durch einen Filter gießen. Das Öl auf die Handflächen verteilen und damit die Beine oder in kreisenden Bewegungen den Unterbauch einreiben.

Wärmendes Fußbad mit Beifußkraut

Sie brauchen: 1 Handvoll getrocknetes Beifußkraut. Mit 2 l siedendem Wasser aufgießen und das Kraut zugedeckt 10 Minuten ziehen lassen. Dann abseihen und auf Körpertemperatur abkühlen lassen. Nun den starken Sud in eine Fußwanne schütten und mit angenehm warmem Wasser auffüllen. Genießen Sie die belebenden und wärmenden Eigenschaften des Beifußkrautes. Die aktivierenden Kräfte können übrigens auch bei Antriebslosigkeit gute Dienste tun.

Energetisierende Beifußräucherung

Wenn große Veränderungen im Leben anstehen, füllen Sie in ein feuerfestes Rauchgefäß feinen Sand. Eine Kohletablette zum Glühen bringen, bis diese einen weißgrauen Ascheüberzug bekommt. Erst dann getrocknetes und zerkleinertes Beifußkraut auf die Räucherkohle legen. Als Menge genügt das, was zwischen zwei Fingerspitzen passt. Den entspannenden und reinigenden Duft im Raum verteilen lassen und zuletzt gründlich lüften, damit die alte Energie den Raum verlassen kann.

Brennnessel – *Urtica dioica*: die brennend Heiße

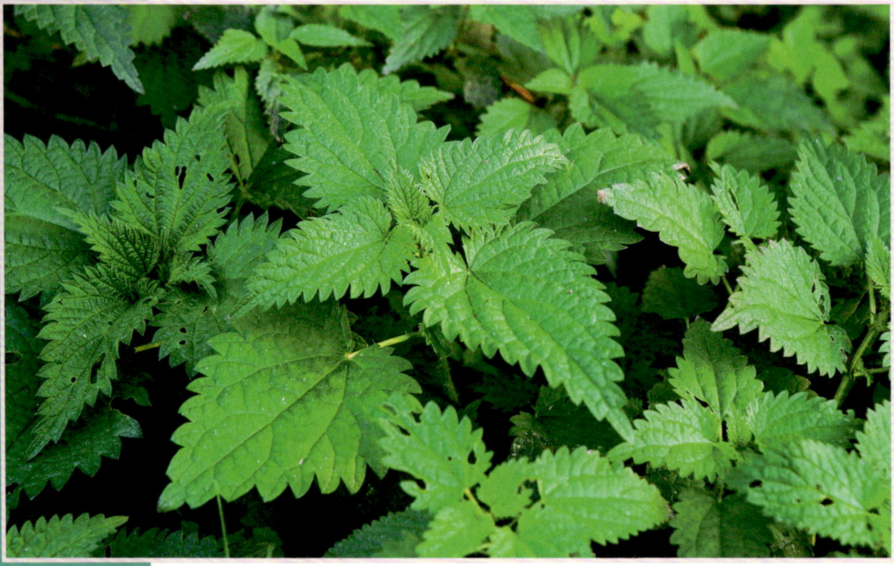

„Wer eine Nessel werden will, fängt beizeiten an zu brennen", weiß der Volksmund. Für einige ist die Brennnessel das Unkraut schlechthin. Ihr Name *Urtica* stammt vom lateinischen *urere*, übersetzt brennen. Doch wer genauer hinschaut, wird feststellen, dass sie eine der vielseitigsten nutzbaren Heilpflanzen überhaupt ist, die bereits in der Antike geschätzt wurde. Jedenfalls kennt sie so ziemlich jeder, denn wer einmal ein Brennnesselblatt berührt hat, wird mit den feinen Brennhaaren in Kontakt gekommen sein, die die Haut reizen. Sie stimuliert und aktiviert, belebt und erweckt zum Leben – damit sind die wesentlichen Eigenschaften der Brennnessel schon beschrieben, die feuchte und nährstoffreiche Böden liebt und im Frühling zu den ersten Pflanzen gehört, die sich stolz Richtung Sonne recken und auch wucherartig vermehren.

Brennnesselzubereitungen wecken die Lebensgeister und die Lust.

Kaum eine andere Pflanze ist auch geeigneter, um die menschlichen Lebensgeister wieder zu erwecken, wenn der Organismus beginnt, seine Funktionen buchstäblich herunterzufahren. Dabei ist es einerlei, ob dies durch Toxine wie Umweltgifte, eine unausgewogene Ernährung, Bewegungsmangel, Stress oder Alterungsprozesse ausgelöst wurde, denn Zubereitungen aus der Nessel sind eine vitaminreiche und vitalisierende Speise. Spitzenköche bereiten aus den Blättern Nocken, Risotto, Tartes und viele andere Köstlichkeiten zu. Fast alle Großmütter kennen noch den Brennnesselspinat, ein schnelles grünes Gemüsegericht, das mit Pfeffer, Salz und Muskat abgeschmeckt wird.

Die Inhaltsstoffe: Die Brennnessel ist besonders reich an wertvollen Mineralien wie blutbildendem Eisen. Dazu kommen entspannendes Magnesium, harntreibendes Kalium, stabilisierende Kieselsäure (Silizium) und Kalzium, zudem Provitamin A, Vitamin C und E sowie der Pflanzenstoff Chlorophyll, der eine ähnliche molekulare Struktur wie unser roter Blutfarbstoff Hämoglobin hat. Weitere Pflanzenstoffe in der Brennnessel sind etwa Cumarine, biogene Amine, Enzyme, Flavonoide und etwas Sitosterol. Brennnesselzubereitungen treiben den Harn, reinigen, erfrischen und halten jung.

Alte Schriften berichten da von eher befremdlichen Ritualen – peitschten sich die Menschen doch mit Brennnesselruten auf der nackten Haut, um den Blutfluss anzuregen und die Liebesglut anzuheizen. Weise Frauen versorgten ihre Männer mit ausreichend Brennnesselsamen, damit die Potenz erhalten blieb. Zudem war die Brennnessel bei den alten Germanen Donar geweiht, dem Donnergott und Herrscher über die Fruchtbarkeit und Potenz. Nun, was dem Mann so guttut, hilft auch der Frau. Fühlen Sie sich zum Beispiel erschöpft und ausgelaugt? Dann ist ein regelmäßiges Gericht mit Brennnesselkraut vielleicht die richtige Speise für Sie. Außerdem enthält die Brennnessel Wirkstoffe, mit deren Hilfe Sexualhormone freigesetzt werden, wovon auch die Libido profitiert.

Mit der Brennnessel können Sie leere Eisenspeicher wieder auffüllen.

Falls Sie zu den Frauen gehören, die während der Menstruation starke Blutverluste erleiden, können Brennnesselzubereitungen die leeren Eisenspeicher wieder auffüllen und erneut Farbe ins Gesicht bringen. Manchmal sind die Ursache sehr starker und lange anhaltender Blutungen Myome, also gutartige Zubildungen in der Gebärmutter. Im Zweifel sollten Sie starke Blutungen immer ärztlich abklären lassen. Bekannt ist die Brennnessel auch für ihre harntreibende Wirkung und beliebt vor allem als Teekur im Frühjahr. Harnwegsinfekte oder Reizungen der Blase kommen mitunter auch in den Wechseljahren gehäuft vor, da vor allem in der späteren Phase die Östrogenproduktion nachlässt und damit alle Schleimhäute schlechter durchblutet werden. Diese werden zunehmend trockener, wodurch auch die Elastizität des Gewebes nachlässt. Wie gut, dass da die Brennnessel durch ihre harntreibende Wirkung eventuell aufsteigende Keime aus den Harnwegen spülen und durch die stabilisierende Wirkung der enthaltenen Kieselsäure langfristig alle Gewebe festigen kann. Die entwässernde Wirkung ist auch an den Tagen vor der Periode ein Segen, falls Sie vermehrt Wasser in die Beine und in die Gewebe einlagern und sich deshalb aufgedunsen fühlen. Nicht wenige Frauen berichten von einer kurzfristigen Gewichtszunahme von bis zu zwei Kilogramm, die jedoch nach dem Einsetzen der Monatsblutung wieder verschwindet.

Möglicherweise haben Sie auch schon davon gehört, dass die Brennnessel über Jahrhunderte verwendet wurde, um das Haarwachstum anzuregen. Die Altvorderen sahen in den Brennhaaren ein pflanzliches Ebenbild zur Kopfbehaarung. So verwundert es nicht, dass die auch Haarwurz genannte Brennnessel zu den traditionellen Therapeutika bei Haarausfall gehört. Und auch der stellt sich vermehrt in Zeiten hormoneller Umstellung ein. Tipp: Wegen der reichen Nährstoffdichte kann das Einmassieren eines starken Teeaufgusses in die Kopfhaut tatsächlich das Haarwachstum anregen. Beachten Sie jedoch, dass der grüne Tee auch Färbekraft hat, und vor allem blondes Haar bei regelmäßiger Anwendung nachdunkeln kann.

Sammeltipps: Um eine Brennnesselpflanze zu finden, müssen Sie vermutlich noch nicht einmal in der Stadt lange suchen. Da sie zu einer stattlichen Staude von bis zu 1,50 Meter heranwächst, übersieht man sie meist nicht. Besonders gerne siedelt sie sich in der Nähe leerstehender Gebäude oder auf unbebauten Grundstücken an, in der freien Natur sucht sie Bachufer oder Ackerränder und liebt stickstoffhaltige Böden. Zudem kennzeichnen die scharf gesägten, sattgrünen Blätter die Pflanze. Und sowohl Blätter als auch Stängel sind mit Brennhaaren besetzt. Die Brennnesselblüten sind klein und unscheinbar, die eiweißreiche Frucht bildet ein kleines Nüsschen. Ernten Sie das Kraut vorzugsweise im Mai und Juni und benutzen Sie gegebenenfalls Handschuhe. Das Kraut so lange trocknen, bis es raschelt. Dann grob zerkleinern und in dunklen Gefäßen lichtgeschützt aufbewahren.

Zubereitungen mit Brennnessel für Frauen bei

- Eisenmangel
- körperlicher Erschöpfung
- sexueller Schwäche, regt die Keimdrüsentätigkeit an
- Beschwerden des prämenstruellen Syndroms (PMS) mit Wassereinlagerungen
- Harnwegsinfekten
- Haarausfall

Gut zu wissen

Während Zubereitungen aus Brennnesselblättern eher ein Heilmittel für die Frau sind, sind die Wurzelzubereitungen ein klassisches pflanzliches Heilmittel für den reifen Mann, der zu einer gutartigen Prostatavergrößerung neigt.

Allgemeine Hinweise

Brennnesselzubereitungen sind gut verträglich. Lediglich bei stark eingeschränkter Herz- und Nierenfunktion sollten Sie keine Durchspülungstherapie anwenden.

Allergikerinnen mit einer Histaminunverträglichkeit sollten Brennnesselanwendungen mit Vorsicht genießen, da die Drüsenhaare der Pflanze Histamine enthalten.

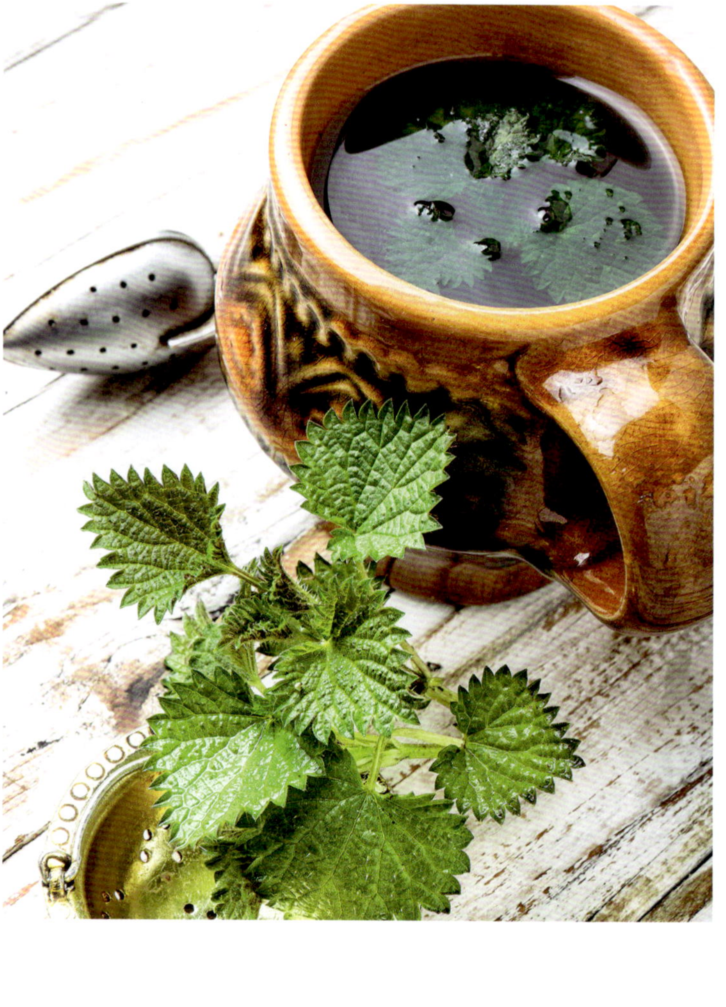

Zum Selbermachen

Bewährte Rezepturen

Brennnesselblättertee: die Harnwege spülen

Er ist bei Symptomen einer Reizblase (z. B. häufiger Harndrang und häufige Toilettengänge mit nur geringer Urinabgabe) und unkomplizierten Harnwegsinfekten hilfreich, aber im Frühjahr auch allgemein der Klassiker für Entgiftung und Entschlackung. So geht's: 1 TL fein geschnittene Blätter mit einer Tasse heißem Wasser übergießen, 5–10 Minuten ziehen lassen, anschließend durch ein Teesieb abseihen. So einen Tee können Sie zwei- bis dreimal täglich bei akuten Beschwerden oder kurmäßig über sechs Wochen trinken. Um die Harnwege gründlich zu spülen, ist es generell wichtig, zusätzlich reichlich Wasser – vorzugsweise artesische Wässer – zu trinken.

Brennnesseltinktur: eingelagertes Wasser ausschwemmen

Mischen Sie für die Brennnesseltinktur einen Teil grobgehackte frische Blätter mit fünf Teilen hochprozentigem Alkohol (Weinbrand, Obstbrand) und füllen Sie die Mischung in ein Schraubglas. Den Ansatz etwa 14 Tage stehen lassen und gelegentlich umschütteln. Abseihen und in lichtgeschützte Braunglasflaschen abfüllen. Dosierung: bis zu dreimal täglich 10–25 Tropfen gelöst in etwas Wasser einnehmen.

Brennnesselsamen: Erschöpfung lindern

Brennnesselsamen gelten als vitalisierendes Superfood schlechthin. Die Samen werden im Spätsommer geerntet und entweder frisch oder getrocknet verwendet. Am besten bewahrt man die getrockneten Vorräte in dunklen Gefäßen auf. Ihr nussiger Geschmack harmoniert gut im Müsli, mit Frischkäse oder Kräuterquark. Dosierung: 1 EL täglich über einen Zeitraum von mindestens vier Wochen sollte es schon sein, um eine spürbare Wirkung zu erzielen.

Nesselsaft: bei Eisenmangel, Erschöpfung und Unlust

Die im Mai geernteten Blätter haben den höchsten Eisengehalt. Für die Saftherstellung 2 Handvoll frische Blätter grob zerkleinern und anschließend mit dem Mixer pürieren. Dann durch ein Leinentuch ausdrücken. 2–3 EL täglich getrunken mit etwas Zitronensaft vermischt, füllen zuverlässig die Eisenspeicher auf. Ich rate dazu, den Nesselsaft täglich frisch herzustellen, denn durch Lagerung entstehen Oxidationsprozesse und es kommt zum Wirkverlust. Alternativ gibt es Brennnesselsaft im Naturkostladen oder Reformhaus zu kaufen.

Vitalisierender Brennnesselspinat

Sie benötigen für 3–4 Personen:
500–750 g junges Brennnesselkraut
2 kleine Zwiebeln
3 Knoblauchzehen
150 g Schmand
2 EL Butter zum Anbraten
Salz, Pfeffer, Muskat

Die Brennnesseln verlesen, grob hacken, waschen, abtropfen lassen und gut ausdrücken. Zwiebeln und Knoblauch schälen und kleinhacken. Die Butter erhitzen, Zwiebeln und Knoblauch darin andünsten und dann das Brennnesselkraut zugeben. Mit Schmand und etwas Wasser auffüllen, umrühren. Die Pfanne abdecken und alles einige Minuten köcheln lassen, bis die gewünschte Konsistenz erreicht ist. Zum Schluss mit den Gewürzen abschmecken und je nach Gusto mit einem Spiegelei und Pellkartoffeln servieren.

Frauenmantel – *Alchemilla vulgaris*: *das* Frauenkraut schlechthin

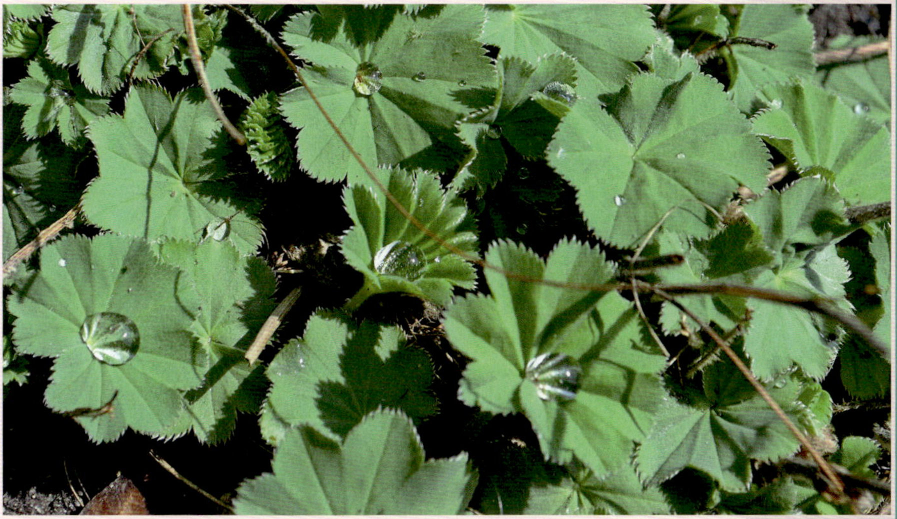

Ohne Frage: Frauenmantel ist das Frauenkraut schlechthin. Keine andere Heilpflanze unterstützt durch die sanft hormonregulierende Wirkung der Inhaltsstoffe in allen Phasen des Frauseins so sehr wie das heimische Wiesenkräutlein, das auch in Asien und Afrika verbreitet ist und Wiesen und Wälder ebenso liebt wie Gebirgslandschaften. Dabei hatte Frauenmantel in früheren Zeiten eine weitaus größere Bedeutung als heute. Die Alchemisten vermuteten, dass den glitzernden Wasserperlen an den Blättern – heute Guttationstropfen genannt – ein besonderer Zauber innewohnte. Daher versuchten sie, daraus den Stein der Weisen herzustellen. Sehr wahrscheinlich bezeichneten die Botaniker das Alchemistenkraut aus diesem Grund auch als *Alchemilla*.

Die Inhaltsstoffe: Frauenmantel zählt zu der großen Pflanzenfamilie der Rosengewächse, die viele Heilpflanzen hervorbringt. Das Kraut ist reich an Gerbstoffen (hauptsächlich Agrimonium), aber auch an Flavonoiden, Carotinoiden und stabilisierender Kieselsäure (Silizium). Dazu kommt etwas von der schmerzlindernden Salicylsäure, zudem Bitterstoffe, wenig ätherisches Öl, Phytosterine und – wie in jedem anderen Kräutlein auch – verschiedene Mineralien wie beispielsweise Eisen, Kalium, Kalzium und Magnesium. Die progesteronartige Wirkung entsteht wahrscheinlich durch die Flavonoide und Phytosterine.

Die winzigen Guttationströpfchen und andere Zubereitungen des Rosengewächses wurden in frühen Zeiten zur Schönheitspflege verwendet, etwa um Sommersprossen zu beseitigen. Oder auch, um die durch Mutterschaft oder natürliche Alterungsprozesse verlorene Schönheit oder sogar die Jungfräulichkeit wiederzuerlangen. Die samtigen, oft perlengeschmückten Blätter symbolisieren das Weibliche ebenso wie die edlen Zacken der Blattränder, das freundliche Blattgrün und die kleinen zartgelben Blüten. Daher verwundert es auch nicht, dass die Pflanze je nach Region oft als Allfrauenheil, Frauenhilf, Liebfrauenmantel oder als Frauentrost bezeichnet wird.

Allfrauenheil wird das Heilkraut Frauenmantel oft genannt.

Die Sprache moderner Forscher ist heute etwas nüchterner: Frauenmantelzubereitungen wirken adstringierend, entzündungshemmend und leicht antiseptisch, so steht es in den meisten Büchern. Einige Lehrbuchautoren gestehen der traditionellen Frauenheilpflanze nur die Behandlung leichter Durchfälle zu. Die adstringierende, also leicht zusammenziehende Wirkung ist dann auch der Hauptgrund, warum Sitzbäder mit einem Sud aus Frauenmantel bei Juckreiz im Genitalbereich wirksam sein können.

Doch die meisten Kräuterweiber und Hebammen kennen noch das frauenspezifische Anwendungsgebiet bei Zyklusstörungen, Beschwerden der Wechseljahre oder dem prämenstruellen Syndrom, bei einer zu starken Monatsblutung und unerfülltem Kinderwunsch. Deshalb möchte ich aus meiner Praxiserfahrung die Eigenschaften von Frauenmantel erweitern um: sanft hormonregulierend, progesteronartig, empfängnisfördernd, bindegewebsfestigend und insgesamt harmonisierend. Während die Anwendungen in der ersten Zyklushälfte eher den Eisprung fördern, wirken sie in der zweiten anregend auf die Progesteronbildung. Und, wie Sie bereits wissen, ist der natürlich bedingte Progesteronabfall mit zunehmendem Alter ursächlich verantwortlich für eine Vielzahl von Beschwerden – angefangen von Stimmungstiefs mit Reizbarkeit über Schlafstörungen bis hin zu prämenstruellen Heißhungerattacken.

Die Anwendungsformen von Frauenmantel in der Frauenheilkunde sind nicht minder vielfältig: als Bad, Tee, Tinktur, Spülung oder Salbe werden die Zubereitungen eingesetzt. Vor allem für Frauen mit nur leichten beziehungsweise milden Wechseljahresbeschwerden kann das Kraut ein wahrer Segen sein. Sollte sich bei Ihnen die Frage stellen, ob der Mönchspfeffer (Seite 92) oder Frauenmantel für Sie die richtige Pflanze ist, hilft Ihnen möglicherweise folgender Hinweis: Frauenmantelzubereitungen wirken insgesamt sanfter als Mönchspfeffer, sind in der Regel frei von Nebenwirkungen und stabilisieren zuverlässig bei Langzeiteinnahme. Der Mönchspfeffer entfaltet dagegen schneller sein Wirkspektrum, aber die Symptome kommen möglicherweise nach dem Absetzen wieder zurück.

Unterleibsbeschwerden sanft lindern – Frauenmantel ist oft unverzichtbar.

Sammeltipps: Möchten Sie das Kraut selbst in der Natur ernten, dann ist die Zeit ab Mitte Mai geeignet, da dann die Blütezeit beginnt. Am besten das geerntete Kraut büschelweise an einem luftigen Ort trocknen. Ich empfehle nicht, die großblättrigen Gartenvarianten zu verwenden, da diese nicht das Heilpotenzial einer Wildpflanze besitzen.

Zubereitungen mit Frauenmantel für Frauen bei

- Progesteronmangel
- verstärkter und unregelmäßiger Monatsblutung
- prämenstruellen Beschwerden mit Stimmungstiefs und Heißhunger

- schwachem Bindegewebe
- Juckreiz im Genitalbereich

Gut zu wissen

Die frauenspezifischen Anwendungsbeispiele stammen allesamt aus der Erfahrungsheilkunde.

Die progesteronartige Wirkung von Frauenmantel ist viel sanfter als bei schulmedizinischen Präparaten und daher oft auch viel verträglicher.

Allgemeine Hinweise

Im Prinzip sind Frauenmantelzubereitungen sehr gut verträglich. Sollten Sie jedoch zur Verstopfung neigen, kann diese durch den hohen Gerbstoffgehalt verstärkt werden. Dies ist auch der Grund, warum nicht zur gleichzeitigen Einnahme von Medikamenten geraten wird: Die Gerbstoffe können die Aufnahme über den Darm hemmen. Ihre Medikamente sollten Sie deshalb stetes zeitversetzt von wenigstens einer Stunde einnehmen.

Zum Selbermachen

Bewährte Rezepturen

Frauenmanteltee als Universalheilmittel

Dieser Heilkräutertee regt in der ersten Zyklushälfte den Eisprung an, in der zweiten beugt er Regelbeschwerden und prämenstruellen Beschwerden vor: 1 TL zerkleinerte Blüten und Blätter mit einer Tasse siedendem Wasser übergießen. 5–10 Minuten zugedeckt ziehen lassen, danach abseihen. Zwei bis drei Tassen zwischen den Mahlzeiten trinken.

Frauenmanteltinktur für die zweite Zyklushälfte

Diese Tinktur wirkt durch die Zugabe von Wurzelteilen mit einem hohen Gehalt an progesteronähnlichen Phytohormonen deutlich stärker als die Teezubereitung. Dazu je 1 Teil gewaschene und geschabte Wurzeln sowie Blüten und Blätter kleinhacken und mit 5 Teilen hochprozentigem Alkohol (mindestens 40 Prozent, z. B. Weinbrand oder Doppelkorn) in einem ausgekochten Schraubglas ansetzen. Zwei Wochen an einem dunklen Ort ausziehen lassen, dabei das Glas täglich wenden. Danach den Ansatz durch ein sauberes Leinentuch filtern, den Rückstand ausdrücken und in lichtgeschützte Braunglasflaschen abfüllen. Mit Datum versehen und bis zu dreimal täglich 10–20 Tropfen gelöst in etwas Wasser einnehmen. Die Tinktur ist bis zu einem Jahr haltbar.

Umschläge bei erschlafftem Gewebe und Brustspannen

Bereiten Sie für die Brustbehandlung einen Tee wie oben beschrieben zu und verwenden Sie statt 1 TL Kraut auf 1 Tasse die doppelte Menge des Frauenmantelkrauts. Den Teeaufguss auf Körpertemperatur abkühlen lassen, einen Waschlappen damit tränken, ablaufendes Wasser ausdrücken und den getränkten Lappen bis zu 30 Minuten auf die Brust legen. Das festigt und kräftigt das erschlaffte Gewebe, zudem wird Brustspannen gelindert, das schon mal in der zweiten Zyklushälfte oder bei einem hormonellen Ungleichgewicht auftreten kann. Auch bei großporiger Haut kann diese Anwendung auf den betreffenden Partien des Gesichts helfen.

Sitzbad oder Vollbad bei Ausfluss oder Juckreiz

Für ein Sitzbad 50 g getrocknete Kräuter über eine halbe Stunde in einer Schüssel mit heißem Wasser ansetzen und die abgeseihte Flüssigkeit mit mehreren Litern handwarmen Wasser auffüllen. 15 Minuten bei etwa 34 °C in dem Sitzbad baden. Möchten Sie lieber ein Vollbad einlassen? Dann brauchen Sie für die größere Wassermenge zwischen 100 und 200 g getrocknetes Kraut, um den Ansatz wie beim Sitzbad vorzubereiten. Die Badezeit beträgt so um die 20 Minuten bei Körpertemperatur.

Frauenmantelsalbe zum Cremen der Brust oder im Intimbereich (bei Juckreiz)

Die Salbenrezeptur ist etwas stärker wirkend und daher mitunter eine Alternative zu den Umschlägen oder Bädern. Sie benötigen für einen größeren Cremetiegel:

1 Handvoll Frauenmantelkraut (Blüten und Blätter), gut verlesen und leicht angetrocknet
200 ml neutrales Pflanzenöl (Mandel-, Sonnenblumen- oder Distelöl)
ca. 20 g Bienenwachs
20 ml Frauenmanteltinktur (Rezept siehe oben)

Zunächst aus den Pflanzenblättern und -blüten einen Ölauszug herstellen: Die kleingeschnittenen Pflanzenteile in ein sauberes Schraubglas geben und mit dem Pflanzenöl übergießen. Den Ansatz zwei Wochen ausziehen lassen, dabei das Glas täglich wenden. Anschließend das Gemisch durch ein Teesieb filtern und den Auszug in einer Schüssel auffangen.
Nun 80 ml vom Ölauszug abmessen und je nach gewünschter Konsistenz der Salbe zwischen 16 und 18 g Bienenwachs in ein Töpfchen geben. Das Wachs vorsichtig erwärmen, bis es schmilzt. Den Ölauszug dazugeben und alles verrühren. Die Temperatur sollte handwarm sein, hohe Temperaturen würden zu Wirkstoffverlusten führen. Zum Schluss noch 20 ml von der Frauenmanteltinktur hinzugeben, alles verrühren und sofort in kleine Döschen (z. B. 50-ml-Cremetiegel) abfüllen. Beschriften und mit Datum versehen: Die Salbe ist kühl gelagert ca. ein halbes Jahr haltbar. Zur Anwendung bei Bedarf die Creme mit einem Spatel entnehmen und eine kirschkerngroße Menge auf die betroffenen Stellen auftragen und einreiben.

Granatapfel – *Punica granatum*: Phytoöstrogene des Orients

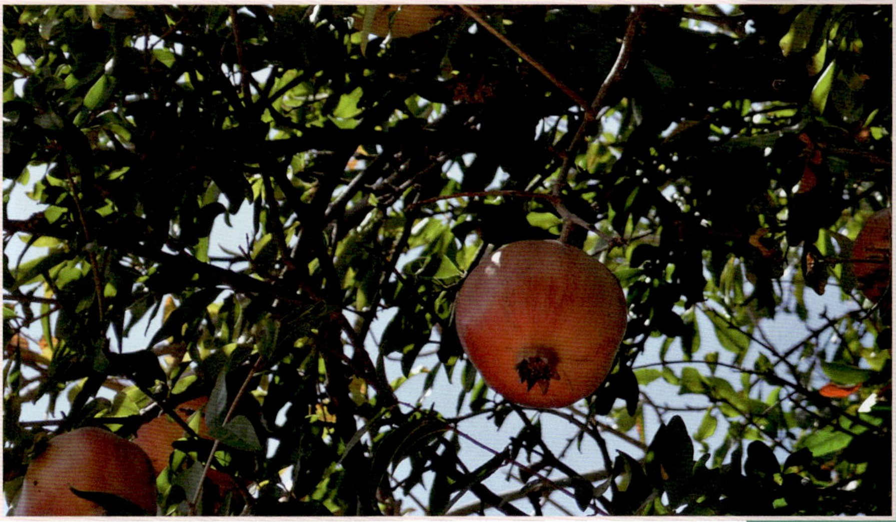

Als Speise der Götter und Symbol für Liebe und Fruchtbarkeit ist der Granatapfel in vielen mythologischen Schriften zu finden. Mit der paradiesischen Frucht soll Eva ihren Adam verführt haben. Die pralle und runde Form des Granatapfels und seine zahlreichen Samen versinnbildlichen Weiblichkeit, Erotik und Fruchtbarkeit wie keine andere Frucht. Noch heute finden sich Granatapfelbäume in alten griechischen Gärten oder in der Nähe von Heiligtümern.

Mythologische Geschichten zeugen von der Vielfalt des Granatapfels.

In den antiken Hochkulturen wurde die Granatapfelfrucht bei Feierlichkeiten zu Ehren der Aphrodite und in den Ritualen für die Hochzeitsnacht verwendet. Im antiken Griechenland sollen die Hochzeitsgäste die hartschaligen Früchte auf dem Boden zertrümmert haben, bis die zahlreichen Kerne heraussprangen, was sie als Symbol für Überfluss, Fruchtbarkeit und reichen Kindersegen werteten. Der Brauch ist bis heute in einigen Gegenden Zyperns erhalten geblieben. Auch in der Symbolik steht der Granatapfelbaum bis heute für Zeugungs- und Empfängniskraft, sinnliche Liebe und Leidenschaft und die geöffnete Frucht versinnbildlicht mit der roten Farbe den weiblichen Schoss.

Inzwischen längst zum Superfood in unseren Supermärkten avanciert, gehört der aus dem Orient stammende Granatapfelbaum botanisch gesehen zu den Weiderichgewächsen. Heute erstrecken sich seine Anbaugebiete über das Mittelmeergebiet bis in den Nahen und Mittleren Osten, denn nur in heißen Regionen gelangen die Früchte zu voller Reife und Wohlgeschmack. Der Granatapfelbaum wird nur etwa sieben Meter hoch, hat stark verzweigte Äste, schmale Blätter, feuerrote trichterförmige Blüten und apfelförmige Früchte mit einer harten rötlichen Schale. Im Inneren sind mehrere Kammern, gefüllt mit saftigem und rotem Fruchtfleisch sowie zahlreiche Kerne. Die Römer bezeichneten die rotbackige Frucht nach den Karthagern (= Puniern) als „Punischen Apfel“. Der Artname *granatum* bedeutet körnig und kernreich (lat. *granatus* = körnig).

Die Inhaltsstoffe: Die Samen des Granatapfels sind reich an bioaktiven Substanzen. Das bedeutet, dass unser Organismus sie besonders gut aufnehmen und in Stoffwechselabläufe integrieren kann. Bisher konnten hunderte von Inhaltsstoffen nachgewiesen werden, darunter: eine Fülle antioxidativer Polyphenole, farbgebende Anthocyane, krebshemmende Ellagsäure, Fruchtsäuren, immunstärkendes Vitamin C, Gerbstoffe, Mineralien, Spurenelemente und aktive Pflanzenhormone, die dem weiblichen Hormon Östrogen sehr ähneln. Vermutlich ist es das Zusammenspiel all dieser Stoffe gemeinsam, das die hohe Wirksamkeit des Granatapfels begründet.

Trotz der relativ milden Wirkung können Granatapfelzubereitungen bei verschiedenen Beschwerden in den Wechseljahren nachhaltig Linderung verschaffen. Dazu zählen Hitze und Schweiß, sexuelle Unlust, Stimmungsschwankungen oder vaginale Trockenheit. In diesem Zusammenhang belegen auch Studien der Universitätsfrauenklinik der Medizinischen Universität Wien eine signifikante Besserung vor allem von Hitzewallungen und Schlafstörungen während einer zwölfwöchigen Behandlung.

Die Frauen aus den orientalischen Ländern leiden viel weniger beziehungsweise überhaupt nicht an Wechseljahresbeschwerden. Auch ein Wort für Wechseljahre gibt es dort in der Regel nicht. Dass man es nicht kennt, hängt vermutlich mit der dortigen Ernährungsweise und auch mit dem Lebensstil zusammen: Insgesamt nehmen diese Frauen mehr natürliche Phytoöstrogene auf als wir es in den westlichen Ländern tun.

Studien belegen für Granatapfel eine Verringerung typischer Wechseljahresbeschwerden.

In der naturheilkundlichen Praxis ist der Granatapfel generell ein bewährtes pflanzliches Therapeutikum. So gilt beispielsweise Granatapfelsamenöl auch als Krebsschutz. Das Samenöl des Granatapfels ist ein fettes Öl mit verschiedenen Ölsäuren. Besonders die Punicinsäure – eine konjungierte Linolensäure – soll laut Studien östrogensensitive Brustkrebszellen am Wachstum hindern. Dieses Wirkprinzip kennen Sie möglicherweise auch von speziellen Brustkrebsmedikamenten wie Tamoxifen – wenngleich diese viel höher dosiert sind. Weitere Forschungsergebnisse zeigten zudem, dass das Öl auch das Enyzm Aromatase hemmen kann, das aus männlichen Steroidhormonen Östrogen bildet. Heute kann man davon ausgehen, dass Zubereitungen des Granatapfels und insbesondere das Granatapfelsamenöl über ein erhöhtes Potenzial verfügen, in der Prävention sowie Therapie von Brustkrebs zu unterstützen. Und auch die Männer dürfen hoffen, denn neuere Studien deuten darauf hin, dass auch Prostatakrebszellen durch das Wirkspektrum der Inhaltsstoffe aus dem Granatapfelsamen möglicherweise gehemmt werden könnten.

Durch eine Vielzahl von experimentellen Studien kann der Granatapfel in seiner Wirkung getrost als Jungbrunnen bezeichnet werden. Er kann vor oxidativem Stress schützen, die Gefäße elastisch halten und Fettstoffwechselkrankheiten vorbeugen, wie auch zum Beispiel Diabetes, chronisch-entzündlichem Rheuma und Osteoporose, Lebererkrankungen sowie neurodegenerativen Erkrankungen (Demenz, Parkinson, Multiple Sklerose).

Hauptsaison für den Bezug biologisch angebauter Früchte aus den Hauptanbauländern sind die Monate September bis Dezember.

Zubereitungen mit Granatapfel für Frauen bei

- Hitze und Schweiß
- sexueller Unlust
- Stimmungsschwankungen
- vaginaler Trockenheit
- Prävention vor bestimmten hormonellen Krebsarten
- Prävention von Osteoporose

Gut zu wissen

Zubereitungen aus dem Granatapfel greifen nach derzeitigem wissenschaftlichem Kenntnisstand nicht – wie künstliche Hormone – in den hormonellen Regelkreis zwischen der Hirnanhangsdrüse und den Eierstöcken ein. Deshalb gibt es vermutlich keine nachteilige Wirkung auf die Gebärmutter oder die Brust.

Allgemeine Hinweise

Damit der Granatapfel seine volle Wirksamkeit entfalten kann, sollten Sie ihn kurmäßig über einen Zeitraum von mehreren Wochen anwenden. Wichtig dabei: Während der Saft und die Kerne eine ausgewogene Mischung aus Phytoöstrogenen und sekundären Pflanzenstoffen enthalten, können isolierte Wirkstoffe möglicherweise negative Effekte haben.

Die Einnahme von Granatapfelzubereitungen zur Nahrungsergänzung gilt als gut verträglich. Überdosierungen zeigen sich möglicherweise in Brustspannen oder einer verstärkten Menstruation.

Zum Selbermachen

Bewährte Rezepturen

Die Zubereitung frischer Granatäpfel erfordert etwas Geschick. Ich empfehle, die hartschalige Frucht zu halbieren. Die Samen lösen sich gut aus der Frucht, wenn man sie zunächst gegen den Rand einer Schüssel klopft und den in der Halbschale verbleibenden Rest kräftig mit der Hand zusammendrückt und auslöst.

Granatapfelsaft – ein wahrer Jungbrunnen

Einfacher geht es kaum: täglich 50 ml Granatapfelsaft möglichst aus biologischem Anbau genießen. Sie können den Saft selbst mit einem leistungsfähigen Entsafter aus reifen Früchten herstellen oder ihn in Naturkostläden und Reformhäusern beziehen.

Granatapfeltinktur bei Stimmungsschwankungen und Unlust

Die Tinktur ist viel stärker in der Wirkung als der Genuss des Granatapfelsafts, weshalb Sie diese nur tropfenweise verwenden sollten. Und so geht's: Die Kerne eines reifen Granatapfels mit dem anhaftenden Fruchtfleisch herauslösen und bei etwa 50 °C mehrere Stunden im Backofen trocknen. Um möglichst viele aktive Stoffe zu lösen, die Kerne in den Mörser geben und anquetschen. Nun die zerkleinerten Samen in ein sauberes Schraubglas füllen und mit der fünffachen Menge hochprozentigen Alkohols (Doppelkorn, Weinbrand) übergießen. Den Ansatz etwa zwei Wochen durchziehen lassen und das Gemisch täglich wenden. Dann die Feststoffe durch ein feinmaschiges Sieb filtrieren und die fertige Tinktur in lichtgeschützte Braunglasflaschen abfüllen. Beschriften und mit Datum versehen: Die Tinktur ist etwa ein Jahr haltbar. Je nach Stärke der Beschwerden bis zu zweimal täglich 25 Tropfen gelöst in etwas Wasser einnehmen.

Granatapfelsalat zur Prävention und Therapiebegleitung bei Wechseljahresbeschwerden

Sie benötigen für 2 Portionen:

100 g gemischten Blattsalat
1 säuerlich schmeckenden Apfel (z. B. Boskop, Granny Smith)
1 Handvoll zerkleinerte Walnusskerne
1 Granatapfel
etwas Granatapfelsaft für die Marinade
1 EL Honig
1–2 EL Apfelessig
6 EL Olivenöl
Salz, Pfeffer

Verteilen Sie den Blattsalat auf zwei Tellern. Den säuerlichen Apfel entkernen und in dünne Spalten schneiden, über den Salat verteilen, mit einer Handvoll grob zerkleinerten Walnusskernen bestreuen. Anschließend die Samen eines Granatapfels darüberstreuen. Für die Marinade Granatapfelsaft, 1 EL Honig, 1–2 EL Apfelessig, 6 EL Olivenöl, Salz und Pfeffer verrühren und erst kurz vor dem Verzehr über den Salat gießen.

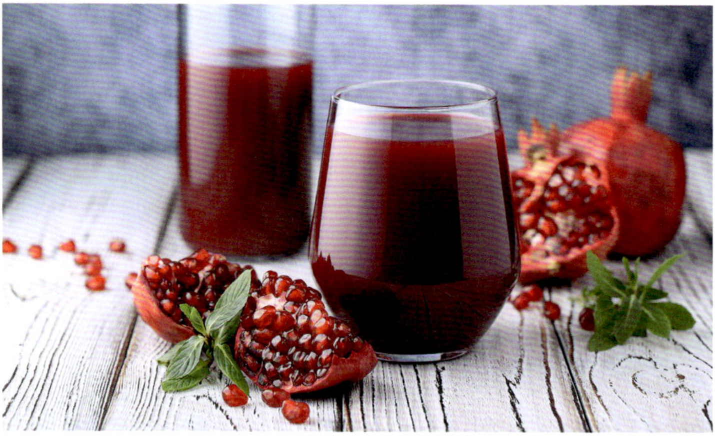

Hopfen – *Humulus lupulus*: Würze, Ruhe und Gelassenheit

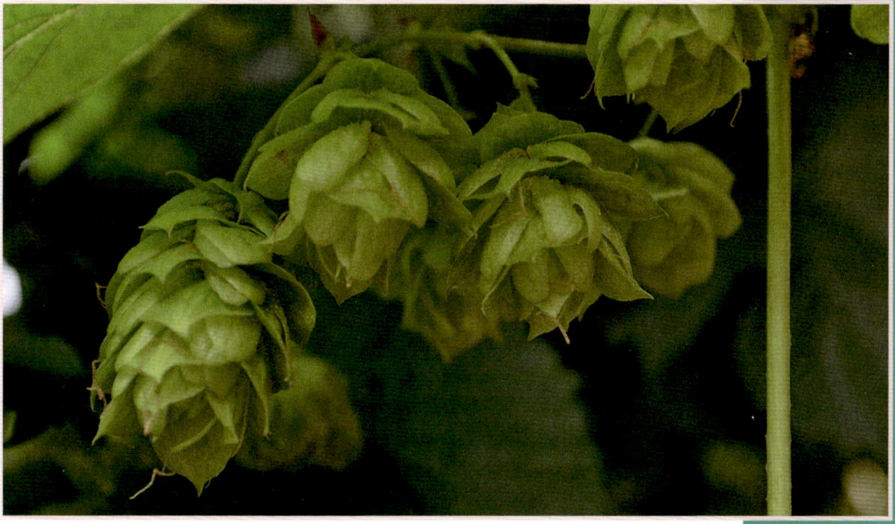

Hoch hinauf ranken die Hopfenpflanzen, deren stolze einjährige Triebe bis zu zwölf Meter erreichen können. Es gibt weibliche und männliche Exemplare, doch nur die weiblichen Hopfenpflanzen entwickeln zapfenartige Fruchtstände, die den Schlaf fördern und auf den Hormonhaushalt wirken können. Natürlich kennen alle Bierbrauer und Biertrinker Hopfen als würzige Zutat für verschiedene Biersorten. Die Braukunst wurde vermutlich in den Klöstern entwickelt – und zwar von Mönchen und Nonnen. Also an Orten, die etwas seelisch Nährendes ausstrahlen und zugleich Ruhe vermitteln. Damit ist das Wesen des Hopfens im Kern schon beschrieben.

Hopfen hat eine beruhigende Wirkung und hilft bei nervöser Unruhe.

Bei einigen östlichen Volksstämmen gilt Hopfen als Fruchtbarkeitssymbol. Daher verwundert es nicht, dass die Bräute im slawischen Raum mit Hopfen überschüttet oder bekränzt wurden. Während Hopfen durch den Anteil an Phytoöstrogenen bei

Frauen vermutlich den Geschlechtstrieb stimuliert, soll er entgegen der landläufigen Meinung die Männer eher müde und lustlos machen.

Botanisch zählt der Hopfen zu den Hanfgewächsen. Im Frühjahr sprießen die ersten Sprossen, die essbar sind und als Spargelersatz zubereitet werden können. Hopfen sucht sich in der Natur andere kletternde Pflanzen oder Stämme, an denen er emporranken kann. Dabei legt er auch ein beachtliches Tempo vor und schafft bis zu 30 Zentimeter täglich, die sich im Gegensatz zu anderen Pflanzen rechtsdrehend emporranken. Hopfen liebt Licht und Schatten, den Waldrand, Zäune und Hecken und kommt bis in Höhen von 1.500 Metern vor. Dabei ist Hopfen noch nicht einmal heimisch, sondern ein Einwanderer aus dem Osten, der bei uns erstmals im frühen Mittelalter in Kultur genommen wurde.

Die Inhaltsstoffe: Im Inneren des Fruchtstandes befinden sich gelbes Drüsenpulver, die Hopfenbitterstoffe (Humulone und Lupulone), Harz, Gerbstoffe, das beruhigend wirkende ätherische Hopfenöl sowie Phenolsäuren, Eiweiße, Polysaccharide und Mineralien.

Wer schon mal an einem Hopfenfeld entlanggegangen ist, wird bemerkt haben, dass vor allem zum Ende des Sommers ein würziger Duft die Luft durchdringt, der Ruhe und Gelassenheit verströmt. Und tatsächlich ist Hopfen ein bewährtes pflanzliches Schlafmittel, das sich auch bei Nervosität und Unruhe, sowie bei Reizbarkeit und Hitze bewährt hat. Die wissenschaftlichen Zulassungsbehörden für Pflanzenheilkunde haben die schlaffördernde und sedative Wirkung von Hopfen bestätigt. In den Wechseljahren sind Hopfenzubereitungen jedoch nicht für alle Frauen zur Schlafförderung von Vorteil. Jene, die einen erhöhten Östrogenspiegel haben, sollten darauf verzichten und lieber auf andere Pflanzen wie Baldrian oder die Passionsblume zurückgreifen. Und noch ein Tipp: Hopfenhaltige Badezusätze oder wohlriechende Schlafkissen gefüllt mit Hopfendolden können helfen, beispielsweise sanft zur Ruhe zu kommen und uns ins Reich der Träume fallen zu lassen.

Eine weitere und nützliche Eigenschaft von Hopfen ist die Anregung der Lebertätigkeit und damit der Gallenproduktion durch den Gehalt an Bitterstoffen. Dadurch können vor allem Fette besser verdaut und nach üppigen Mahlzeiten Völlegefühle reduziert werden. Zudem wirkt Hopfen gegen die Ausbreitung einiger Bakterien und Viren, wird bei Blasenleiden eingesetzt und kann, mehreren Forschungsergebnissen zufolge, hemmende Eigenschaften auch auf Krebszelllinien entwickeln, insbesondere der Brust, der Prostata und des Dickdarms.

Bäder mit einem Sud aus Hopfenzapfen entspannen und harmonisieren.

Sammeltipps: Ab Ende August sind die dachziegelartig aufgebauten Fruchtzapfen reif und werden sowohl zur Herstellung von Bier als auch für medizinische Zwecke geerntet. Wenn Sie Hopfen selbst sammeln möchten, dann sollten Sie die Fruchtstände nach der Ernte einlagig auf Papier an einem schattigen und luftigen Ort trocknen. Je reifer die Fruchtzapfen sind, desto mehr von dem gelben Pulver löst sich schon beim Trocknungsvorgang. Sie sollten es nicht verwerfen, sondern zusammen mit den papierartigen Früchten in dunkle Gläser abfüllen. Wichtig: Die Bitterstoffe sind labile Verbindungen, die sich leicht zersetzen und nicht länger als ein Jahr brauchbar sind.

Zubereitungen mit Hopfen für Frauen bei

- Schlaflosigkeit
- Libidoverlust
- nervöser Unruhe
- Reizbarkeit
- Hitze und Schweiß

Gut zu wissen

Von den Hopfenzubereitungen profitieren wegen der wahrscheinlich östrogenähnlichen Wirkung eher Frauen, die sich in der postmenopausalen Phase befinden – also jene, die mindestens seit zwölf Monaten keine Blutung mehr hatten.

Allgemeine Hinweise

Hopfenzubereitungen sind gut verträglich, sollten jedoch wegen der fehlenden Datenlage nicht während der Schwangerschaft und Stillzeit eingenommen werden. Da es sowohl Studien gibt, die von einer östrogenen als auch antiöstrogenen Wirkung (vermutlich bedingt die Dosis die gegenteilige Wirkung) berichten, sollten Sie Hopfenzubereitungen bei Tumorerkrankungen der Brust oder anderen hormonabhängigen Tumoren nicht zur Selbstmedikation einnehmen. Dies gilt auch, wenn Sie unter Depressionen leiden oder gleichzeitig Beruhigungs- und Schlafmittel einnehmen oder Alkohol konsumieren. Bei Überdosierung kann es zu Kopfschmerzen oder auch zu Appetitverlust bis hin zur Pulsverlangsamung kommen.

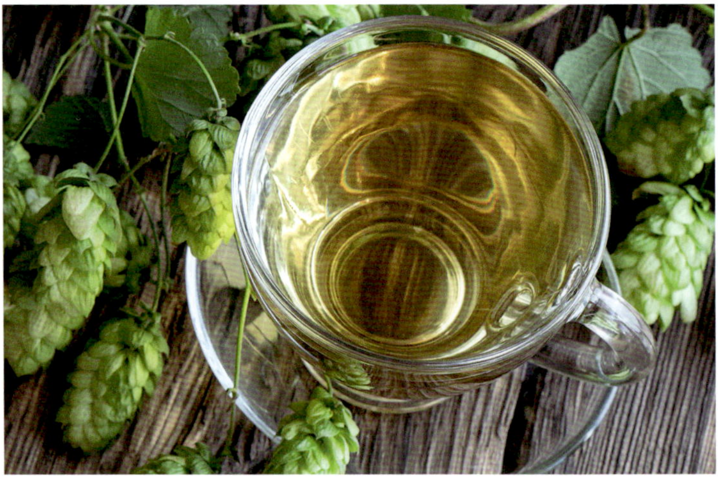

Zum Selbermachen

Bewährte Rezepturen

Hopfenmilch für einen erholsamen Schlaf

2 TL Hopfenzapfen in 200 ml Milch erhitzen. Das Gemisch rund 8 Minuten bedeckt ziehen lassen, danach abseihen. Mit 1 TL Honig süßen und ins Reich der Träume fallen lassen.

Hopfenzapfentee bei Schlafstörungen und nervöser Unruhe

Zugegeben, der Tee ist kein Gaumenschmaus, weshalb viele zu Fertigpräparaten aus der Apotheke greifen. Wenn Sie ihn doch mal ausprobieren möchten, verwenden Sie doch dieses Rezept:

1 TL Hopfenzapfen mit 150 ml siedendem Wasser überbrühen, zugedeckt 10 Minuten durchziehen lassen, danach abseihen. Je nach Beschwerden maximal drei Tassen über den Tag verteilt trinken und bei Schlafstörungen eine Stunde vor dem Schlafengehen eine Tasse zubereiten und trinken.

Entspannendes Hopfenbad nach einem hektischen Tag

Übergießen Sie 1–2 Handvoll Hopfenzapfen mit 2 l Wasser. Lassen Sie die Zapfen 10 Minuten darin ziehen, ehe Sie sie abseihen. Den Sud können Sie nun ins Badewasser schütten. Die Badetemperatur sollte etwa 37 °C betragen bei einer Dauer von 15 Minuten.

Hopfenkissen als Schlafhilfe

Ein kleines Kissen aus atmungsaktiven und natürlichen Fasern bereithalten. Die geeignetsten Materialien sind Baumwolle, Leinen oder Seide. Das Kissen mit getrockneten Hopfenzapfen füllen, anschließend das Kissen nur mit lockeren Stichen zunähen, denn die schlaffördernde Wirkung hält nur etwa vier Wochen an. Dann sind die meisten Inhaltsstoffe verflogen und die Füllung sollte erneuert werden. Tipp: das Hopfenkissen neben das Kopfkissen legen.

Johanniskraut – *Hypericum perforatum*: Stimmungstiefs ausgleichen

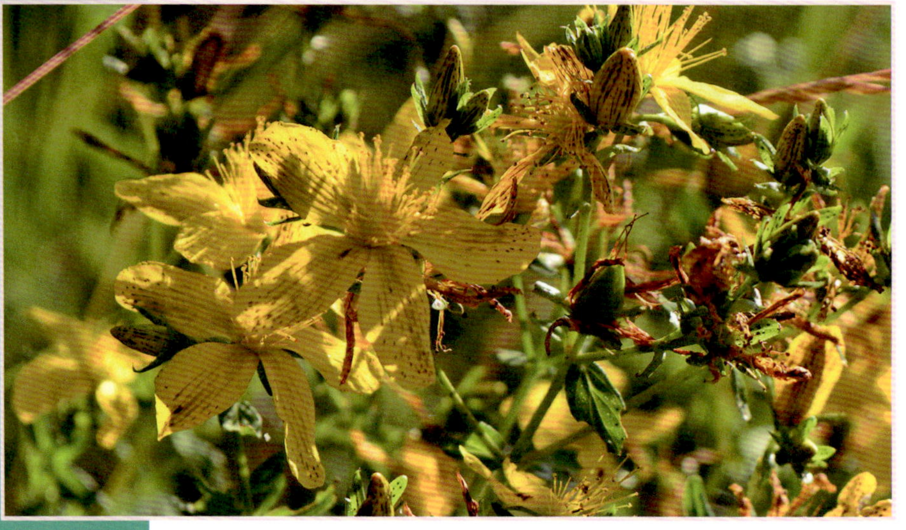

Wenn zu Johanni, also am 24. Juni eines jeden Jahres, die Sommersonnenwende gefeiert wird, entzündet man in vielen ländlichen Gegenden ein Feuer. Das Ritual kommt aus alten Zeiten, als sich die Menschen im Tagesrhythmus noch mehr an die jahreszeitlichen Gegebenheiten anpassen mussten: Ab Johanni werden die Tage kürzer und die Dunkelheit nimmt zu, bis sich die Lichtverhältnisse am 21. Dezember wieder umkehren. Diese Lichtsymbolik spielt beim Johannisfest eine große Rolle und die entzündeten Haufen aus Reisig und Holz sollen das Licht in den Wintermonaten verstärken, all das Dunkle und Böse vertreiben.

Nicht zufällig trägt das Johanniskraut aus der Familie der Hartheugewächse seinen Namen. Denn um jenes Fest am Johannistag steht es in voller Blüte. Johanniskraut ist eine sonnenliebende Pflanze und sucht sich nur trockene und lichtreiche Standorte. Auch ist sie mit viel Symbolik verbunden. Die heilende Wirkung des Johanniskrauts wurde bereits im Mittelalter gegen Angst und bei Stimmungsschwankungen genutzt. *Fuga daemonum*, übersetzt Teufelsaustreiber, wurde die Pflanze deshalb auch genannt. Sie sollte die dunklen Mächte und Dämonen vertreiben. Etymologisch setzt sich der lateinische Gattungsname Hypericum aus *hyper* für über und *eikon* für Bild zusammen. Schon in vorchristlicher Zeit wurde Johanniskraut über Götterfiguren angebracht, um die bösen Geister abzuwehren.

Die heilende Wirkung des Johanniskrauts wurde bereits im Mittelalter gegen Angst und bei Stimmungsschwankungen genutzt.

Die Inhaltsstoffe: Die Heilkraft steckt im ganzen blühenden Kraut. Die wichtigsten Wirkstoffe sind Hypericin (ein Farbstoff) und Hyperforin (ein sekundärer Pflanzenstoff), der vermutlich den größten Anteil an der besonderen Wirkung des Johanniskrauts hat. Daneben spielen auch Flavonoide, Gerbstoffe, ätherische Öle, Phytosterine, Stearin, Harze und Eiweiße eine Rolle.

Bei Frauenleiden in den Wechseljahren liegt die Stärke von Johanniskraut weniger auf der körperlichen Ebene, seine Domäne sind vielmehr psychische Beschwerden. Bei leichten bis mittelschweren depressiven Verstimmungen, nervöser Unruhe und leichteren Formen von Angstzuständen ist Johanniskraut das Mittel der Wahl. Ebenso beim viel zitierten Winterblues oder bei Migräneanfällen: hier kann sowohl der Tee als auch die stärker wirkende Johanniskrauttinktur die Beschwerden deutlich verringern.

In den letzten zehn bis 15 Jahren wurden zahlreiche Studien zur Frage der Wirksamkeit und Verträglichkeit von Johanniskraut durchgeführt. Es zeigte sich, dass Johanniskrautzubereitungen bei leichten und mittelschweren Depressionen eine antidepressive Wirkung erzielten, die durchaus mit jener synthetischer Substanzen vergleichbar ist. Meist beziehen sich entsprechende Studien übrigens auf Fertigpräparate mit standardisiertem Extrakt. Es gibt nur einen kleinen Wermutstropfen: Die Pflanzenzubereitungen können mit einigen Medikamenten interagieren, weshalb Sie

Einreibungen mit Rotöl wirken wärmend und entkrampfend.

vor der Anwendung unbedingt die Hinweise lesen sollten. Zudem kann es bis zum vollen Wirkungseintritt schon mal bis zu 14 Tage dauern.

Darüber hinaus können auch äußere Einreibungen mit einem Ölauszug aus dem Kraut, das wegen seiner blutroten Farbe auch unter dem Namen Rotöl bekannt ist, guttun: Das Öl wirkt wärmend, entkrampfend und kann Schmerzen lindern. Vor allem an den Tagen vor und auch während der Menstruation sind Einreibungen der Bauchdecke eine Wohltat. Sie sollten dabei lediglich bedenken, dass das intensivrote Öl Flecken auf der Kleidung hinterlassen kann. Das Rotöl oder die Johanniskrautsalbe können Sie nicht zuletzt auch zur besseren Wundheilung und Narbenpflege verwenden.

Sammeltipps: Wenn Sie das Pflanzenmaterial selbst in der Natur sammeln möchten, sollten Sie bedenken, dass der Wirkstoffgehalt von Wildpflanzen variiert, da die Böden, das Wetter und andere Umwelteinflüsse höchst verschieden ausfallen. Beispiel: Der Hypericingehalt von Johanniskraut ist von einer guten Sonneneinstrahlung abhängig. Damit Sie beim Sammeln auch das echte Johanniskraut von anderen Krautarten unterscheiden können, helfen folgende Hinweise: Das Hartheugewächs wächst bis zu 80 Zentimeter in die Höhe. Die zwei harten Längsleisten am Stängel sind charakteristisch, ebenso die Blätter, die mit Öldrüsen versehen sehen sind und die Blätter wie punktiert erscheinen lassen. Beim Zerreiben der Blüten tritt ein blutroter Farbstoff aus. Die Blüte hat sonnengelbe Kronblätter und Staubgefäße, die in der Mitte hervorstehen. Am besten sammeln Sie Blüten und Blätter an vollsonnigen Tagen zur Mittagszeit, dann hat das Kraut am meisten Heilkraft.

Zubereitungen mit Johanniskraut für Frauen bei

- depressiven Verstimmungen
- vorübergehenden Angstzuständen

- nervöser Unruhe
- Krämpfen und Schmerzen vor und während der Menstruation
- Wundheilung und als Narbenpflege

Gut zu wissen

Johanniskraut greift in den Neurotransmitterstoffwechsel ein, mit dessen Hilfe Informationen zwischen zwei Nervenzellen beziehungsweise von einer Nervenzelle auf eine andere Zelle an der Synapse – also den Verbindungsstellen zwischen zwei Nervenzellen oder zwischen einer Nervenzelle und einer anderen Zelle – übertragen werden. Der Pflanzenstoff hat damit einen ähnlichen Wirkmechanismus wie die trizyklischen Antidepressiva und die Serotonin-Wiederaufnahmehemmer.

Allgemeine Hinweise

In neuerer Zeit wurde Johanniskraut als enzymverändernde Pflanze entlarvt. Dies führt in Einzelfällen zu klinisch relevanten Wirkungsabschwächungen, wie auch zu Wirkungsverstärkungen anderer Arzneimittel. Bitte klären Sie deswegen unbedingt vor der Einnahme von Johanniskraut ab, ob es für Sie zuträglich ist. Dies gilt insbesondere, wenn Sie Blutverdünner wie Marcumar und Warfarin oder Psychopharmaka einnehmen müssen. Zudem bei Asthmamedikamenten, Immunsuppressiva oder Krebsmedikamenten. Auch die Zuverlässigkeit der Anti-Baby-Pille kann durch Johanniskraut herabgesetzt werden.

Die in der Literatur oft erwähnte Photosensibilisierung wurde in der Praxis dagegen sehr selten beschrieben. Das heißt, Hautreaktionen als Nebenwirkung betreffen eher hellhäutige Menschen und kommen eigentlich nur bei Hochsensiblen oder bei Überdosierung vor.

Zum Selbermachen

Bewährte Rezepturen

Johanniskrauttee als mildes Antidepressivum, bei Unruhe und Ängsten

2–4 g des feingeschnittenen Krauts (1 TL entspricht etwa 1,8 g) mit einer großen Tasse siedendem Wasser übergießen und nach 5 Minuten durch ein Teesieb geben. Davon morgens und abends jeweils eine Tasse bis zur Besserung trinken, anschließend die Dosis reduzieren. Falls die Wirkung des Tees nicht ausreicht, können Sie es alternativ mit der Tinktur oder Fertigpräparaten aus der Apotheke probieren.

Johanniskrauttinktur – die starke Alternative

Hierfür die oberen Triebspitzen der Pflanze samt den Blüten abzupfen, in ein ausgekochtes Schraubglas füllen, mit 45-prozentigem Alkohol übergießen. Das Pflanzenmaterial sollte vollständig bedeckt sein. Mindestens zwei Wochen lang an einem sonnigen Platz ausziehen lassen. Danach das Alkoholgemisch durch ein Leinentuch filtern und in dunkle lichtgeschützte Tropfflaschen abfüllen. Dosierung: täglich dreimal bis zu 10 Tropfen gelöst in etwas Wasser einnehmen.

Rotöl zum Einreiben bei Unterleibschmerzen und zur Wundheilung nach Operationen

Ein Schraubglas mit verlesenen und kleingeschnittenen Blüten und Blättern füllen und mit der drei- bis vierfachen Menge an Oliven- oder Sonnenblumenöl übergießen. Zwei Wochen in der vollen Sonne ausziehen lassen und ab und zu umschütteln, damit sich mehr Inhaltsstoffe aus dem Pflanzenmaterial lösen. Wenn das Öl eine tiefrote Farbe angenommen hat, den Pflanzenrückstand abseihen und das Öl in ein lichtgeschütztes Schraubglas gießen. Bei Bedarf etwas Rotöl leicht in einem Schälchen im Wasserbad anwärmen und mit kreisenden Bewegungen auf der Bauchdecke verteilen oder die Narben einreiben.

Die Haltbarkeit von Johanniskrautöl ist abhängig von der verwendeten Trägerölsorte. Stellt sich ein ranziger Geruch ein, ist das Trägeröl gekippt. Durchschnittlich ist Rotöl etwa ein Jahr haltbar. Es sollte in dunkle Flaschen abgefüllt werden und an einem kühlen Ort aufbewahrt werden.

Schnellgemachte Rotölsalbe

Aus nur zwei Zutaten, nämlich 50 ml Rotöl und 5 g Bienenwachs, können Sie eine weiche und streichfähige Salbe zubereiten. Das Wachs in einem Töpfchen im Wasserbad schmelzen lassen und anschließend das Rotöl einrühren. Noch warm in kleine Salbentiegel füllen. Die Salbe ist für alle Anwendungen vorgesehen, für die auch das Rotöl geeignet ist. Im Kühlschrank gelagert ist sie etwa ein halbes Jahr haltbar.

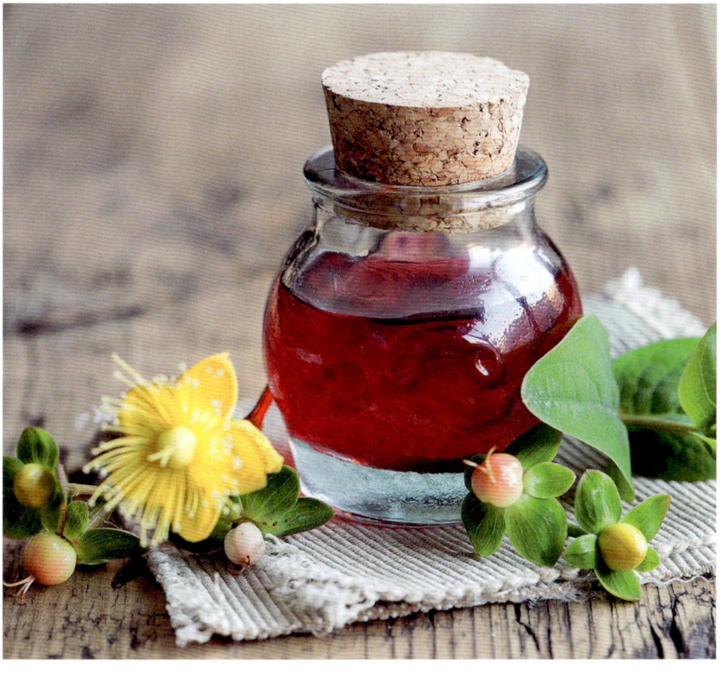

Lein – *Linum usitatissimum*: trockene Schleimhäute befeuchten

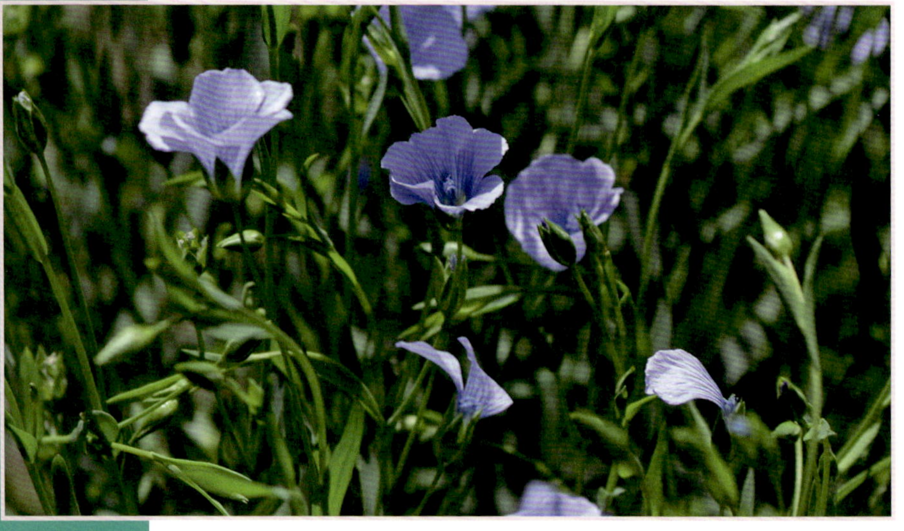

Ob im Salat, in Backwaren, im Müsli oder Joghurt: ohne Zweifel, Leinsamen und Leinöl sind gesunde Zutaten. Heute gewinnt die alte Kulturpflanze Lein beziehungsweise Flachs allmählich wieder den Stellenwert, den sie einst hatte. *Linum usitatissimum*, übersetzt der höchst nützliche Lein, nannten sie deshalb die Botaniker. Die Pflanze liefert seit dem Altertum Fasern für Leinenstoffe und fette Saaten mit reichlich Omega-3-Fettsäuren sowie östrogenähnlichen Stoffen, die reifen Frauen besonders guttun können.

Einst bauten viele Völker Flachs im großen Stil an. Mancherorts waren edle Leinenstoffe nur Königen und Priestern vorbehalten, ohne ein feines Leinengewand durfte man keinen Tempel betreten. Noch bis ins letzte Jahrhundert hinein war ein Wäscheschrank gefüllt mit Leinenstoffen das Herzstück der Mitgift für die Braut und fleißige Hausfrau. Zahlreiche Sagen berichten von spinnenden Frauen oder Jungfrauen, die sich so die Zeit bis zur

Rückkehr ihres Geliebten vertrieben. Flachs war auch eine heilige Pflanze der germanischen Göttin Frigga, Schutzherrin der Ehe und Mutterschaft sowie Hüterin des Herdfeuers und des Haushaltes. Lein hatte also schon in alten Zeiten einen besonderen Bezug zum Weiblichen.

Lein hat seit dem Altertum Bezug zum Weiblichen.

Lein ist eine krautige und einjährige Pflanze, die knapp einen Meter hochwächst und fast überall im gemäßigten Klima kultiviert wird. Wer einmal ein blühendes Flachsfeld gesehen hat, wird ein blaues Wunder erlebt haben, denn die zart- bis himmelblauen Blüten verzaubern auf ihre ganz eigene Art. Sie sind schmal, graugrün und stehen dicht an dicht. Aus den blauen Blüten entwickeln sich in runden Kapseln die fettreichen Samen, die ab Ende August erntereif sind.

Die Inhaltsstoffe: Fette Öle mit einem Anteil von rund 72 Prozent mehrfach ungesättigter Fettsäuren und einem hohen Anteil an Omega-3-Fettsäuren bilden die Hauptinhaltsstoffe dieser Samen. Die Vorteile von Omega 3 für die Gesundheit sind zahlreich: unter anderem können diese Fettsäuren Entzündungsprozesse hemmen. Sie halten freie Radikale in Schach, schmieren die Gelenke und halten die Gefäße frei von Ablagerungen. Doch auch reichlich Eiweiß steckt in Leinsamen. Schwer verdauliche Ballaststoffe und Schleimstoffe sind vor allem in der Samenschale vorhanden. Daneben noch Mineralien wie Kalium, Kalzium, Eisen, Magnesium und Zink, Vitamine (Provitamin A, B_1, B_2, B_6, E, K), Sterole und insbesondere die Lignane. Lignane sind sekundäre Pflanzenstoffe aus der Gruppe der Polyphenole mit einer Vielzahl gesundheitsfördernder Eigenschaften und östrogenähnlicher Wirkung. Phytohormone, die im Pflanzenreich weit verbreitet sind und vor allem in Vollkorngetreiden und Hülsenfrüchten vorkommen. Zwar entfalten sie eine schwächere Wirkung als körpereigene Sexualhormone, dennoch sind sie besonders hilfreich, wenn es darum geht, einen ins Ungleichgewicht geratenen Hormonspiegel wieder zu harmonisieren.

1 EL Leinöl täglich versorgt mit wertvollen Omega-3-Fettsäuren.

Gerade Frauen in der Altersgruppe 50 plus berichten mir häufiger von trockenen Schleimhäuten im Vaginalbereich, verbunden mit Schmerzen beim Geschlechtsverkehr. Grund ist häufig ein sinkender Östrogenspiegel, der unter anderem bewirken kann, dass die Schleimhäute weniger befeuchtet werden. Manchmal zeigt sich ein Östrogenmangel auch im Gesicht an zunehmend trockener Haut oder als steilstehende Fältchen auf der Oberlippe.

Der regelmäßige Genuss von Leinsamen und Leinöl kann hier effektiv und nebenwirkungsfrei Abhilfe schaffen. Ich erinnere mich an eine Patientin meiner Praxis, die bereits wenige Tage nach Einnahme von Leinsamen und Leinöl von einer besseren Befeuchtung der Vaginalschleimhäute berichtete. Auch äußere Anwendungen, wie zum Beispiel Kompressen aus Leinsamenmehl, sind in solchen Fällen vorteilhaft, denn sie wirken hautpflegend und wundheilend bei kleineren Einrissen der Haut.

Es ist logisch, dass trockene Vaginalschleimhäute auch trockene Schleimhäute anderenorts bedingen. Der Darm hat eine riesige Schleimhautoberfläche und auch seine Funktion ist von ausreichender Feuchtigkeit abhängig. Leimsamenzubereitungen haben sich besonders bei chronischer Verstopfung bewährt. Sie gelten als mildes Abführmittel und zählen zu den Quellstoffdrogen, da sie im Darm um ein Mehrfaches ihres ursprünglichen Volumens aufquellen, so einen Dehnungsreiz ausüben und reflektorisch die Darmbewegungen stimulieren. Wichtig ist dabei allerdings, dass Sie ausreichend trinken, sonst kann sich die Verstopfung sogar verstärken und Blähungen können entstehen. Chronische Verstopfungen sind übrigens keine Seltenheit und treten entgegen der landläufigen Meinung quer durch alle Altersklassen und bei beiden Geschlechtern gleichermaßen auf. Oft sind die Ursachen harmlos, Flüssigkeits- und Bewegungsmangel die Auslöser.

Die Kombination von Schleimstoffen und Lignanen im Leinsamen ist vermutlich der Grund für die befeuchtende Wirkung von Leinanwendungen wie etwa Kompressen. Wenn Sie Leinöl zur Ergänzung einer gesunden Ernährung kaufen, entscheiden Sie sich am besten für kleine Mengen, da es schnell verdirbt. Nur frisches Leinöl hat eine goldgelbe bis hellgrüne Farbe und schmeckt angenehm mit einer nur leicht bitteren Note. Hat es eine sehr bittere oder fischige Geschmacksrichtung, dann ist es bereits verdorben.

Zubereitungen mit Leinsamen für Frauen bei

- trockener Haut und trockenen Schleimhäuten
- Oberlippenfältchen
- eingerissener Haut im Genitalbereich
- chronischer Verstopfung

Gut zu wissen

Das Öl wird durch Kaltpressung aus den Leinsamen gewonnen. Sie können es unkompliziert in den täglichen Speiseplan integrieren, zum Beispiel als Salatmarinade, jedoch nicht zum Kochen oder Braten verwenden. Möchten Sie warme Speisen wie Gemüse und Suppen verfeinern, sollten sie das Öl erst kurz vor dem Servieren darüber träufeln.

Leinöl ist eine ausgezeichnete Quelle für Omega-3-Fettsäuren. Schon ein Esslöffel pro Tag genügt, um sich mit ausreichend Omega 3 zu versorgen.

Allgemeine Hinweise

Leinsamen enthalten östrogenähnliche Lignane. Für diese Substanzen sind inzwischen krebshemmende Eigenschaften dokumentiert. Jedoch sollten Patientinnen mit östrogenrezeptorpositivem Brustkrebs bis zur endgültigen Klärung der noch unklaren Datenlage vorsichtig mit der Einnahme von Leinsamen beziehungsweise Leinöl in großen Mengen sein.

Gegenanzeigen für die Einnahme von Leinsamen bestehen beispielsweise auch bei Darmverschluss, akuten Entzündungen des Darms und bei akuten Bauchschmerzen. Wenn Sie gesund sind und ausreichend Flüssigkeit zu sich nehmen, sind keine Nebenwirkungen bekannt. Jedoch kann es aufgrund des enormen Quellvermögens des Samens zur Wirkungsabschwächung von Arzneimitteln kommen. Die Einnahme sollte daher im zeitlichen Abstand von etwa einer Stunde erfolgen. Im Zweifel besprechen Sie sich bitte mit Ihrem Arzt beziehungsweise Heilpraktiker.

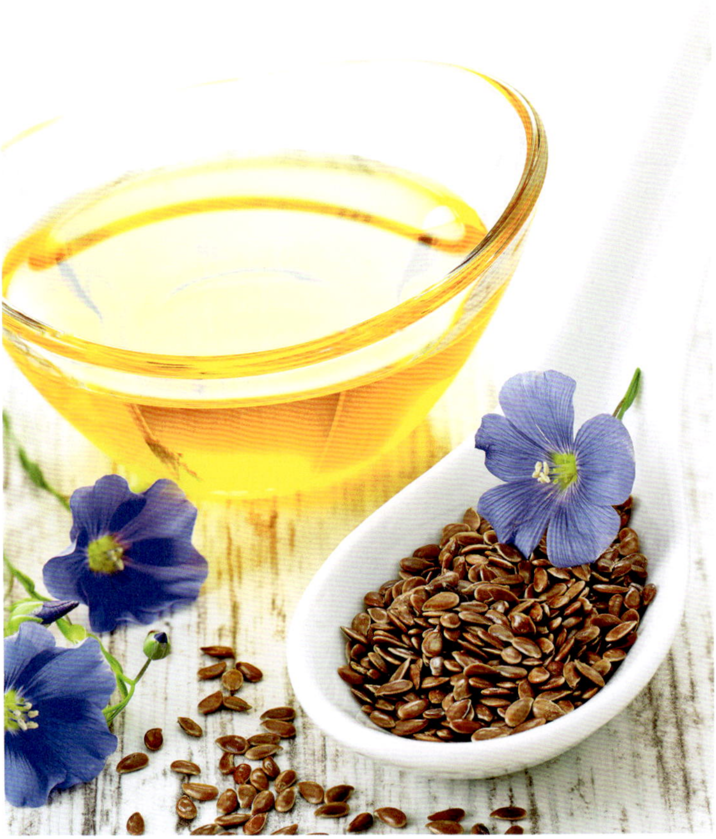

Zum Selbermachen

Bewährte Rezepturen

Gesunder Klassiker: Quark mit Leinöl und Pellkartoffeln

10–12 kleine Kartoffeln in reichlich Wasser weichkochen, anschließend schälen. Aus 500 g Quark, 6 EL Milch, 4 EL Leinöl, einem kleinen Bund Schnittlauch und einer kleingehackten Zwiebel einen Dip herstellen und diesen mit Salz und Pfeffer abschmecken. Dazu passt frischer Blattsalat, der auch mit Leinöl abgeschmeckt werden darf.

Leinsamen für die Hormonbalance und eine geregelte Darmfunktion

1–2 EL frisch geschroteten Leinsamen täglich auf ein Butterbrot streuen oder ins Joghurt, Müsli oder einen Fruchtmus (z. B. Apfelmus, Birnenkompott) einrühren. Da die Samen nachquellen, auf eine ausreichende Trinkmenge achten.

Kompresse aus Leinsamenmehl bei eingerissener Haut im Genitalbereich

30–50 g Leinsamenmehl (hergestellt aus gemahlenen Leinsamen, im Handel erhältlich) mit 250 ml Wasser solange einkochen, bis ein Brei entsteht. Die Masse körperwarm einen Zentimeter dick auf ein sauberes Baumwolltuch streichen und als Kompresse etwa 15 Minuten auf die trockene und rissige Haut im Genitalbereich auflegen.

Majoran – *Origanum majorana* und Dost – *Origanum vulgare*: kraftvoll gegen Candida

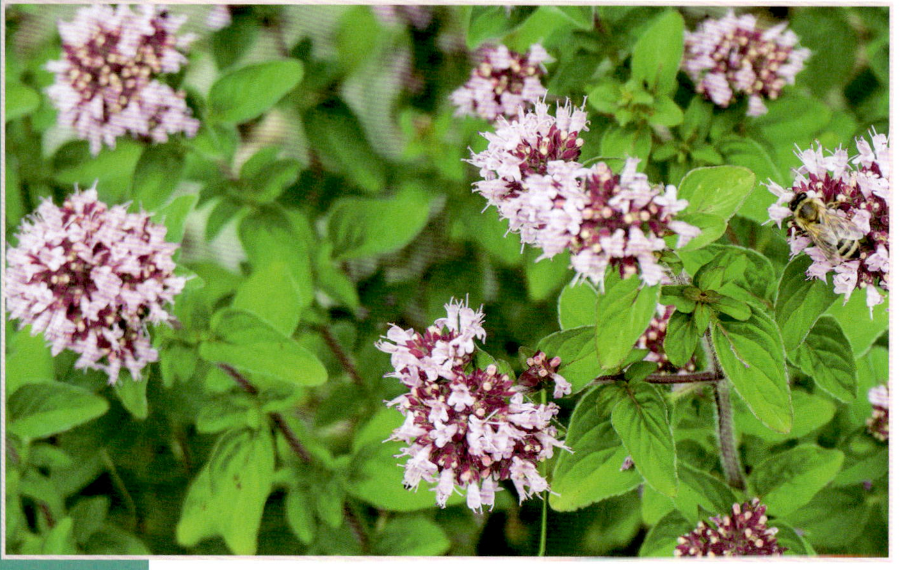

Majoran, abgeleitet vom arabischen *marjamie* = der Unvergleichliche, stammt ursprünglich aus Kleinasien und kam über die alten Handelswege zu den Griechen, Römern und nach Ägypten. Dort wurde er als Arznei, Kosmetikum und als Küchenkraut gebraucht. Majoran und Dost lieben sonnige und warme Standorte, bringen wegen ihres Gehalts an ätherischen Ölen Wärme in den Körper und sind traditionelle Heilmittel. Die Bezeichnung Origanum ist hier übrigens nicht anders als eine botanische Gattungsbezeichnung, die mehrere Duzend Stauden und Halbsträucher zusammenfasst. Die einzelnen Arten unterscheiden sich dabei ein wenig: *Origanum majorana* ist die kultivierte Majoranpflanze im Garten, *Origanum vulgare* der Wilde Majoran, auch Dost oder Oregano genannt.

Beide Arten sind Lippenblütengewächse und stammen ursprünglich aus den warmen Regionen in Kleinasien. Sie sind jedoch sehr früh in den mediterranen Raum gekommen, lieben windgeschützte, warme und trockene Lagen. Während der wilde Dost die trockenen Feldraine bevorzugt, wurde Majoran speziell für das Klima nördlich der Alpen kultiviert. Auch er braucht ein sonniges Plätzchen und durchlässige Böden. Die duftenden Stauden können bis zu 60 Zentimeter in die Höhe wachsen. Die Stängel sind meist rötlich überlaufen. Während Majoran einjährig wächst, glatte Blätter hat und milder im Geschmack ist, wächst die Wildpflanze Dost zweijährig, hat behaarte Blätter, ist winterhart und intensiver im Geschmack. Zur Blütezeit sind sie eine echte Bienenweide und locken zahlreiche Insekten an. Beide Kräuter eignen sich zum Würzen für Eintöpfe, deftige Gemüse- und Fleischgerichte oder auch die Pizza.

Die Inhaltsstoffe: Hauptbestandteile der Gewürz- und Heilpflanze sind Carvacrol, Thymol und Borneol. Die Stauden besitzen neben Gerb- und Bitterstoffen aber auch Flavonoide, Vitamin B und K, Eisen, Kalium, Kalzium, Magnesium, Zink und Flavonoide. Die jeweilige Menge schwankt, wie bei jedem Naturprodukt, abhängig vom Klima und der Bodenbeschaffenheit.

Die Heilpflanze reguliert ein aus der Balance gekommenes Verdauungssystem, was sich als Blähungen oder breiiger Stuhl zeigen kann. Fettes und schwer Verdauliches kann so besser verstoffwechselt werden. Hinsichtlich der Frauengesundheit ist erwiesen, dass Zubereitungen von Dost und Majoran einen krampflösenden Effekt haben und sich Verkrampfungen jeder Art lösen können. Bei Regelschmerzen, Schmerzzuständen rund um den Eisprung, bei Endometriose oder wenn das Verlangen nach Sexualität schwindet oder sich der ganze Unterleib kühl anfühlt, dann durchbluten und wärmen entsprechende Zubereitungen. Der Ölauszug kann auch als wärmendes und durchblutungsförderndes Massageöl eine schnelle und effektive Hilfe sein. In konzen-

Majoranzubereitungen zeichnen sich durch krampflösende Eigenschaften aus.

trierter Form haben Majoran und Dost auch antimikrobielle Eigenschaften und können damit Viren, Bakterien und Pilzen den Garaus machen.

Schon dem griechischen Hochzeitsgott Hymenaios beispielsweise, kurz Hymen, war Majoran heilig und auf einigen Darstellungen trägt er einen Kranz aus dem blühenden Kraut geflochten. Er sang beim Hochzeitsmahl oder beim Weggang der Braut die so bezeichneten Hymen, nach dem auch das Jungfernhäutchen benannt wurde, das als Grenze zwischen dem inneren und dem äußeren Genitale der Frau gilt. Mit Majoran oder Dost gewürzte Weine galten im alten Rom auch als Liebesgabe. Im Mittelalter glaubte man an eine Zauberwirkung und verscheuchte Dämonen, den Teufel und die bösen Hexen. „Dost, Harthau und weiße Heidt tun dem Teufel vil Leidt“ hieß es landauf, landab im 16. Jahrhundert. Und noch heute binden Frauen an Mariä Himmelfahrt, das am 15. August auch als Frauentag gefeiert wird, Dost oder Majoran in Kräuterbüsche, um damit Krankheit und Leid fernzuhalten, aber auch, um Kindersegen und Eheglück anzuziehen.

Das ätherische Oreganoöl wirkt wie ein Breitbandtherapeutikum und ist ein in der Naturheilkunde bewährtes alleiniges oder begleitendes Mittel bei Entzündungen im Bauchraum oder bei Befall der Darm- und Vaginalschleimhäute mit dem Hefepilz Candida albicans. Juckreiz oder Ausfluss im Scheidenbereich sind häufig Anzeichen für ein gestörtes Scheidenmilieu, wodurch sich hautreizende Hefepilze und andere Keime leichter ansiedeln können. Gleiches gilt auch für Harnwegsentzündungen. Meine Empfehlung ist daher – bevor Sie bei unkomplizierten Harnwegsinfekten zu antibiotischen Medikamenten greifen – es in diesen Fällen mit dem ätherischen Öl des Oregano (Dost) einmal zu probieren.

Doch nicht nur der Körper, auch Geist und Seele sollten in Balance sein, damit wir uns wohlfühlen. Wenn Sie in alte Kräuterbücher schauen, finden Sie in diesem Zusammenhang für den Dost auch den Namen Wohlgemuth. Demnach wird ihm offensichtlich auch ein positives Gemüt zugeschrieben. Und tatsächlich gebrauchten ihn unsere Altvorderen für Seelenschmerzen wie Liebeskummer und Melancholie. Dost soll diese in eine heitere Fröhlichkeit transformieren. Mein Tipp: Hier kommt am besten eine Duftlampe mit ein bis zwei Tropfen Öl zum Einsatz. Um die Stimmung zu heben, genügt es vielleicht aber auch, einen Strauß mit dem blühenden Kraut in die Vase zu stellen.

Oft ein lohnender Therapieversuch: ätherische Öle statt Antibiotika.

Sammeltipps: Sowohl in der Küche als auch in der Heilkunde werden das frisch geschnittene und das getrocknete Kraut verwendet, das Sie am besten an sonnigen Tagen zur Mittagszeit ernten. Beim Zerreiben der Blätter zwischen den Fingern entwickelt sich ein Duft, der etwas an Thymian erinnert. Der Geruch stammt vom eingelagerten ätherischen Öl. Seit jeher werden die Kräuter während der Blütezeit im Juli und August geerntet, indem man das Kraut etwa eine Handbreit oberhalb des Bodens abschneidet. Nun langsam bei nicht mehr als 40 °C im Backofen trocknen, anschließend die Blätter und Blüten von den Pflanzenstielen abstreifen.

Zubereitungen mit Majoran und Dost für Frauen bei

- Krämpfen vor und während der Menstruation
- Libidoverlust
- unkomplizierten Harnwegsentzündungen
- Befall mit Candida albicans
- depressiven Verstimmungen (Melancholie)

Gut zu wissen

Ätherische Öle sind allgemein für ihre pilzhemmenden und antibakteriellen Eigenschaften bekannt. Oreganoöl des Wilden Majorans ist eines der wirksamsten Öle zur Behandlung von Pilzinfektionen. Häufig sind es Pilze der Gattung Candida, die Rötungen, Juckreiz und Ausfluss auslösen. In Laboren wurde mittlerweile bestätigt, dass Oreganoöl den Stoffwechsel von Candida herabsetzen und so die Produktion eines ungesunden Biofilms (Schleimschicht) unterdrücken kann.

Beachten Sie immer die Dosierungsangaben. Überdosierungen können die Haut reizen und die Beschwerden mitunter verschlimmern.

Allgemeine Hinweise

Die innerliche Einnahme ätherischen Öls ist generell nicht geeignet für Schwangere, Säuglinge und Kleinkinder.

Wegen der durchblutungsfördernden Wirkung sollten Majoran-/Dostanwendungen in therapeutischer Dosierung nicht während der Schwangerschaft oder bei Bluthochdruck und starken Regelblutungen erfolgen.

Zum Selbermachen

Bewährte Rezepturen

Majoran-/Dosttee – wärmend bei Krämpfen im Unterleib

1 gehäuften TL Kraut mit 250 ml siedendem Wasser überbrühen, 5 Minuten zugedeckt ziehen lassen, dann abseihen. Dosierung: ein bis drei Tassen möglichst warm über den Tag verteilt trinken.

Majorantinktur bei Candidabefall und wiederkehrenden Harnwegsentzündungen

1 Teil getrocknetes Kraut mit 5 Teilen Doppelkorn oder Weingeist in einem Schraubglas ansetzen. Nach zwei bis drei Wochen das Pflanzenmaterial abfiltern und die nun fertige Tinktur in dunkle, lichtgeschützte Flaschen füllen und beschriften. Je nach Beschwerdebild bis zu dreimal täglich 15–20 Tropfen der Tinktur in etwas Wasser gelöst einnehmen. Durch den Alkoholanteil ist die Tinktur etwa ein Jahr haltbar.

Einreibungen mit Majoran-/Dostölauszug bei Schmerzen und Krämpfen und Candidabefall der äußeren Genitalien

1 Handvoll blühendes Majoran-/Dostkraut in ein Schraubglas geben und mit Mandel- oder Sonnenblumenöl übergießen, sodass alle Pflanzenteile vollständig bedeckt sind. 10 Tage ausziehen lassen und gelegentlich umschütteln. Durch ein Sieb abseihen und in lichtgeschützte Fläschchen abfüllen. Falls Sie keinen frischen Majoran haben, können Sie alternativ 15 Tropfen eines ätherischen Majoranöls (in Apotheken, gut sortierten Bioläden und Reformhäusern erhältlich) mit 100 ml Olivenöl mischen. Den fertigen Ölauszug in kreisenden Bewegungen in den Unterbauch und/oder unteren Rücken einmassieren oder bei Bedarf vorsichtig auf die empfindlichen Schleimhäute auftragen. Der Ölauszug ist bei Zimmertemperatur etwa ein halbes Jahr, an einem kühlen und dunklen Ort gelagert sogar einige Monate länger haltbar. Allerdings flocken einige Speiseöle im Kühlschrank aus.

Aphrodisierender Liebeswein mit Majoran- oder Dostkraut

1 Handvoll blühendes Kraut verlesen und leicht anwelken lassen. Mit 1 l Rotwein übergießen und über Nacht an einem kühlen Ort stehen lassen, dann abseihen. Vor dem Liebesspiel 1–2 Likörgläschen genießen.

Gut durchwärmt im Majoranbad

2 Handvoll des zerkleinerten Krauts mit 2 l siedendem Wasser übergießen und 15 Minuten bedeckt ziehen lassen. Abseihen und ins vorbereitete Badewasser geben. Die Badedauer sollte etwa 20 Minuten betragen bei Körpertemperatur. Nach dem Baden etwa eine halbe Stunde nachruhen. Alternative: 5–8 Tropfen eines ätherischen Majoranöls mit 3 EL Sahne mischen und das Gemisch ins vorbereitete Vollbad geben.

Mariendistel – *Silybum marianum*: Schutz für Leber und Psyche

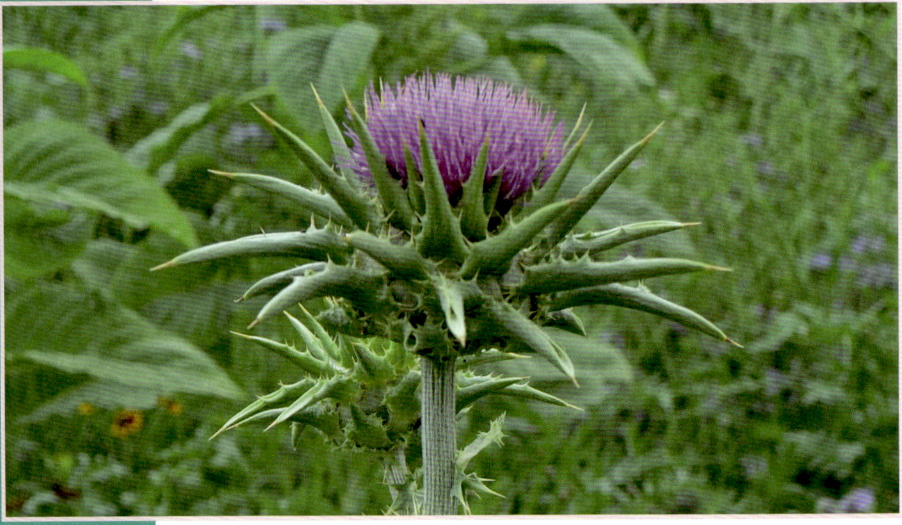

Volksnamen hat die Mariendistel viele. Je nach Region ist sie unter den Namen Frauendistel, Liebfrauendistel oder auch Milchdistel bekannt. Somit gehört die bekannte Leberheilpflanze auch zu den Frauenkräutern. Wenn Sie jetzt wissen möchten, wie die Mariendistel aussieht, dann stellen Sie sich eine krautige Pflanze vor, die 1,5 Meter hoch wird und gewellte, stark gezähnte und weiß marmorierte Blätter hat. Der Blütenstand dieses Korbblütengewächses ist kugelförmig mit purpurfarbenen Röhrenblüten. Aus ihnen entwickeln sich die eirunden und platten Früchte. Anfangs bilden sie eine weiße Haarkrone – botanisch Pappus genannt. Wenngleich die Mariendistel auch häufiger auf den heimischen Feldern zu sehen ist, ist ihr natürliches Vorkommen in Mittelmeerregionen und dem vorderen Orient mit trockenen, warmen und steinigen Böden. Als Arzneipflanze wird sie jedoch auch in den europäischen Gärten und in Kulturen gezogen.

Die Inhaltsstoffe: Hauptwirkstoff der Früchte ist Silymarin, das sich aus den Komponenten Silibinin, Isosilibinin, Silychristin und Silydianin zusammensetzt. Flavonoide, Gerb- und Bitterstoffe, fettes Öl und Schleimstoffe sind weitere relevante Inhaltsstoffe der Früchte.

Für den *Artnamen marianum* sowie auch für die deutsche Bezeichnung Mariendistel soll die heilige Maria Patin gestanden haben: Der Legende nach soll Maria auf der Flucht im alten Ägypten auf der Suche nach einem geschützten Ort gewesen sein, um dort ihr Kind zu stillen. Im Schutz des Blätterwerkes der Mariendistel soll sie ihn gefunden haben. Die alten Legenden berichten auch, dass die weißen Streifen und Flecken auf den Blättern der Mariendistel von jener Milch der Muttergottes stammen sollen, die auf die Blätter tropfte, als sie das Jesuskind stillte. Somit vermutete man im Altertum, dass die Pflanze vor allem die Milchbildung bei stillenden Frauen anregt. Ein Zweck, für den sie heute kaum noch verwendet wird. Noch dazu ist es weniger das Kraut, welches die große Heilkraft besitzt, sondern wie erwähnt zeichnen die hartschaligen Früchte der Pflanze sie besonders aus.

Wenn man dann die alten Kräuterbücher genauer studiert, wird man auch dazu Einträge finden, dass die Distel zum Stillen von Blutungen, zum Lösen von Krämpfen bis hin zur Beseitigung fliegender Hitze verwendet wurde. Der Therapieschwerpunkt der Mariendistel ist heutzutage in erster Linie der Schutz der Leber. Selbst schulmedizinisch ausgebildete Ärzte verwenden die Distel vor allem in Notfallambulanzen und in der Intensivmedizin, da ihre Wirkstoffe in entsprechenden Präparaten oft die letzte Rettung sind, wenn Giftstoffe beispielsweise aus dem Knollenblätterpilz die Leber angreifen. Tatsächlich konnte die Sterblichkeitsrate bei akutem Leberversagen aufgrund jener Pilzvergiftung mithilfe der Mariendistel deutlich gesenkt werden.

Therapieschwerpunkt der Mariendistel ist in erster Linie der Schutz der Leber.

Fast für jede Form von toxischen Leberschäden, bei chronisch-entzündlichen Lebererkrankungen, Verdauungsbeschwerden und Gallenleiden wird die Mariendistel gebraucht. Der pflanzliche Wirkstoff Silymarin lässt sich kaum durch synthetische Stoffe ersetzen. Er wirkt gleich zweifach, denn er verändert die Struktur der äußeren Zellmembran der Leberzellen derart, dass Lebergifte nicht in das Zellinnere eindringen können. Weiterhin stimuliert er die Regenerationsfähigkeit und Neubildung von Leberzellen, was die Funktionsfähigkeit des ganzen Organs verbessert. Erste Hinweise auf Leberfunktionsstörungen sind Druckschmerzen unter dem rechten Rippenbogen, Schlafstörungen mit nächtlichem Erwachen zwischen ein und drei Uhr nachts, dunkler Urin, gelb gefärbter Stuhl und eine weiß belegte Zunge mit bitterem Mundgeschmack. Die Leber selbst hat keine Schmerzrezeptoren. Oft ist auch eine verminderte Leistungsfähigkeit erstes Anzeichen einer Leberfunktionsstörung. Wenn Sie sich nicht sicher sind: Im Labor lassen sich die Leberwerte durch die Diagnostik von Transaminasen wie GOT (Glutamat-Oxalacetat-Transaminase), GPT (Glutamat-Pyruvat-Transaminase) und GGT (Gamma-GT) bestimmen. Das sind Leberenzyme, die aus zerstörten Leberzellen ins Blut gelangen und dort bei Leberproblemen in erhöhter Konzentration nachgewiesen werden können.

Mariendistel kann die Angst vor Veränderung nehmen.

Falls Sie zu den Frauen gehören, die aktuell synthetisch hergestellte Hormone zu sich nehmen oder jahre- oder gar jahrzehntelang die Pille eingenommen haben, dann werden die Nieren und die Leber ebenfalls immer mitbelastet. Welche Beschwerden die langjährige Pilleneinnahme noch verursachen kann, finden Sie unter den meist zweiseitigen Nebenwirkungen des Beipackzettels. In einigen Fällen bereitet die Pilleneinnahme noch Jahre nach dem Absetzen gesundheitliche Probleme. Unter dem Begriff Post-Pill-Syndrom verstecken sich zahlreiche Beschwerden, die nach dem Absetzen der Pille nicht ohne weiteres verschwinden. Etwa ein bis zwei Prozent aller Frauen sind davon betroffen. Das klingt erstmal nicht besorgniserregend. Doch wenn Sie bedenken, dass alleine in Deutschland mehrere Millionen Frauen die Pille zur Empfängnisverhütung einnehmen, kommt eine Anzahl von zehntausend betroffenen Frauen zustande. Zyklusunregelmäßigkeiten, ungewollte Kinderlosigkeit, eine geschädigte Leber oder chronisch wiederkehrende Schleimhautinfektionen der Vagina gehören dazu. Die Mariendistel kann ein bedeutender Baustein eines ganzheitlichen Behandlungskonzepts zur Ausleitung von Folgeschäden der Pille sein, das individuell von einem naturheilkundlich arbeitenden Arzt oder einem Heilpraktiker mit dem Schwerpunkt Hormontherapie erstellt werden sollte.

Wegen der entgiftenden, galletreibenden und krampflösenden Funktion können Mariendistelzubereitungen bei allen Arten von Krämpfen im Darm, bei Blähungen und unterstützend bei Kopfschmerzen und Migräne verwendet werden. Zudem bei Krampfadern und Hämorrhoiden. Um zum Beispiel die Durchblutung der Beine zu verbessern, können Sie sowohl innerlich ein Präparat einnehmen als auch zusätzlich – für die äußere Anwendung – einen Tee zubereiten, diesen abkühlen lassen und als feuchten Umschlag für die strapazierten Beine verwenden.

Damit nicht genug. Die Distel wird auch häufiger bei psychischen Problemen gebraucht, denn sie hat ein beschützendes und stabilisierendes Wesen. Bei Erschöpfung, Angst vor Veränderung oder Konflikten, Hoffnungslosigkeit und depressiven Gedanken kann die Mariendistel das richtige Heilmittel sein. Persönlichkeitstypen, die von der Mariendistel profitieren, sind abgrenzungsschwache Frauen, die etwa nicht Nein sagen können. Die es eher zulassen, ausgenutzt zu werden und dann unter Depression oder Erschöpfung leiden.

Die Distel wird auch häufiger bei psychischen Problemen verwendet.

Sammeltipps: Falls Sie die Mariendistelfrüchte selbst sammeln möchten, dann pflücken Sie am besten im Spätsommer die verblühten Blütenköpfe, solange sie noch ihre weißen Haarkronen tragen. Lassen Sie den Fruchtstand in einem luftigen Raum ausgebreitet nachreifen. Wenn die Früchte komplett getrocknet sind, können Sie sie ausklopfen. Bewahren Sie die Früchte am besten an einem dunklen Ort in einem luftdichten Gefäß auf und schroten Sie diese erst kurz vor der Weiterverarbeitung.

Zubereitungen mit Mariendistel für Frauen bei

- Post-Pill-Syndrom
- Leberbelastung (z. B. durch die Einnahme von synthetischen Hormonen)
- Ängsten, depressiven Gedanken
- Hämorrhoiden, Krampfadern

Gut zu wissen

Der leberschützende Stoff Silymarin ist nur in den Früchten der Pflanze enthalten. In Apotheken werden die reifen, vom Pappus befreiten Früchte als *Cardui mariae fructus* beziehungsweise *Silybi mariani fructus* gehandelt. Leider ist das Silymarin nicht gut wasserlöslich. Deshalb raten die meisten Therapeuten zur Einnahme von Fertigarzneimitteln. Darüber hinaus können Sie eine Handvoll der hartschaligen geschroteten Mariendistelfrüchte auch in der Küche verwenden und zum Beispiel mit in den Brotteig geben. Oder Sie mischen einen Esslöffel der fein gemörserten Samen mit ins Müsli, um so einen gewissen präventiven Leberschutz über die Nahrungsaufnahme zu erzielen.

Allgemeine Hinweise

Bedeutende Nebenwirkungen und Gegenanzeigen sind nicht bekannt. Lediglich Personen mit einer bekannten Überempfindlichkeit gegen einer der Wirkstoffe beziehungsweise einer Korbblütenallergie sollten die Mariendistel nicht anwenden.

In seltenen Fällen gibt es Überempfindlichkeitsreaktionen wie Magendarmbeschwerden, leichte Übelkeit oder eine leicht abführende Wirkung.

Zum Selbermachen

Bewährte Rezepturen

Mariendistelfrüchtetee zum Schutz der Leber

1 TL der getrockneten und gequetschten Früchte mit 250 ml kochendem Wasser aufgießen und 10–12 Minuten ziehen lassen. Die Tagesdosis sollte 12–15 g der Früchte nicht überschreiten, was in etwa drei bis vier Tassen entspricht.

Tinktur aus Mariendistelfrüchten

Die Tinktur wirkt stärker als die Teezubereitung, ist jedoch wegen des Alkoholgehalts nicht bei starker Leberbelastung geeignet.
Sie benötigen für 1 Flasche (750 ml):
100 g Mariendistelfrüchte
½ l Wodka oder Doppelkorn
eine alte Kaffeemühle oder einen Mörser
Die harten Früchte in der Kaffeemühle oder im Mörser zerkleinern, in eine saubere, verschließbare 750-ml-Flasche füllen, mit dem Alkohol auffüllen und den Ansatz drei Wochen unter täglichem Wenden ausziehen lassen. Anschließend die Feststoffe durch ein Haushaltssieb abfiltern, die fertige Tinktur in lichtgeschützte Braunglasflaschen mit Tropfpipette umfüllen und mit Datum beschriften. Dosierung: bis zu dreimal täglich 20–25 Tropfen über einen Zeitraum von drei Monaten einnehmen. Die Tinktur ist etwa ein Jahr haltbar.

Mariendistelkompresse für die Lebertätigkeit

Einen starken Aufguss, wie für die Teezubereitung beschrieben, aus 2 TL Früchten pro 250 ml Wasser zubereiten. Ein Baumwolltuch damit tränken, kräftig auswringen und auf eine Größe von etwa 15 auf 25 Zentimeter falten. Die Kompresse so warm wie möglich für 30 bis 45 Minuten auf den rechten Oberbauch auflegen, und mit einem Außentuch und einer warmen Wärmflasche abdecken. Die Kompresse kurmäßig täglich für etwa 14 Tage anwenden.

Melisse – *Melissa officinalis*: Balsam für die Nerven

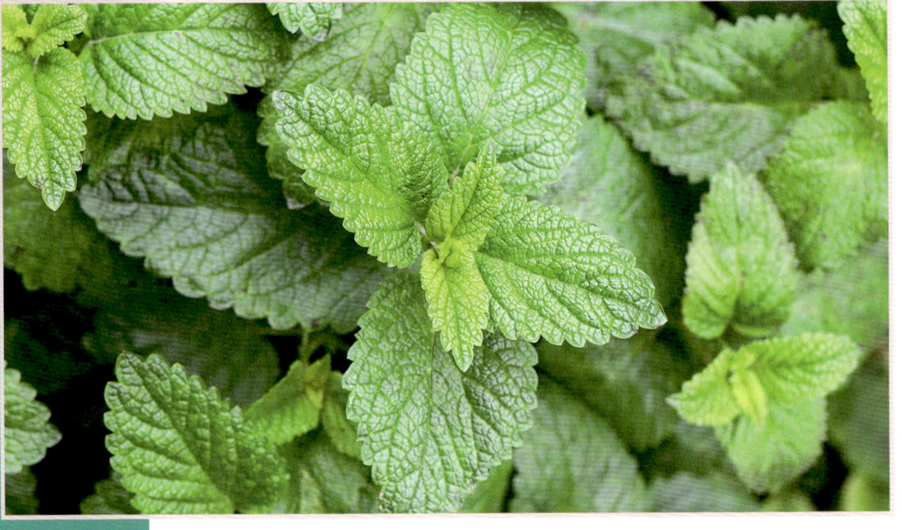

Die zitronenartige Melisse sollte in keinem Kräuterbeet fehlen, schließlich würzt und erfrischt sie als Zutat, wenn Sie etwas von dem Kraut etwa sommerlichen Speisen oder Getränken hinzufügen. Einst war die Melisse nur in Kleinasien beheimatet. Heute wird sie bei uns kultiviert und kommt vereinzelt verwildert in der Natur vor. Die Pflanzenstauden treiben bis zu 80 Zentimeter in die Höhe und können viel Platz im Kräuterbeet beanspruchen, wenn man sie wuchern lässt. Typisch sind die herzförmigen Blätter mit den weichen Rundungen und ihrem freundlichen Grünton, dem kerbig gesägten Blattrand und dem zitronenartigen Geruch, der beim Zerreiben der Blätter zwischen den Fingern entsteht. Die Blüten sind eher unauffällig und klein, haben jedoch den für Lippenblüten kennzeichnenden Aufbau mit einer großen Unterlippe und einem zweilippigen Kelch, der gerne von summenden Bienen besucht wird. Blütezeit ist von Juni bis August.

Kurz vor der Blüte lagert die Melisse am meisten heilwirksame Stoffe ein.

Die Inhaltsstoffe: Die medizinische Wirkung wird durch allerlei Inhaltsstoffe begründet: Kaffeesäureverbindungen wie Rosmarinsäure, Gerbstoffe, Flavonoide (hauptsächlich Luteolin), ätherische Öle (Citronellal, Citral, Geranial, Neral), Ursolsäure, Mineralien und Vitamine zählen dazu.

Auch unseren Ahnen ist aufgefallen, dass die Melisse gerne von Bienen besucht wird. In der griechischen Mythologie finden Sie etwa Melissa, die den kleinen Zeus aufzog und ihn mit Honig nährte. Sie soll der Sage nach die Menschen die Gewinnung und Verwendung von Honig gelehrt haben. Tatsächlich pflanzten in frühen Zeiten die Imker gerne die Melisse in die Nähe der Bienenstöcke und rieben diese mit Melissenöl ein, damit keine Parasiten den kostbaren Bestand gefährden konnten. Auch wurde die Melisse von den arabischen Ärzten des Mittelalters als Arznei gebraucht, um die Stimmung zu erhellen oder Bauchgrimmen zu lindern. Die Römerinnen wiederum sollen sie wegen des erfrischenden Dufts auch als Frauenkraut geschätzt haben.

Nerven und Unterleibsleiden – dagegen ist ein Kraut gewachsen.

Die Melisse ist ein sanftes Heilkraut und daher allgemein eher für zarte und sensible Naturen geeignet. Ihr Wirkspektrum umfasst nahezu alle Beschwerden, bei denen das Nervensystem beteiligt ist. Bei Stimmungsschwankungen schafft sie Balance. Auch jede Art von nervös bedingtem Herzklopfen, Unruhe, Reizbarkeit, trübe Gedanken und Schlafstörungen können Sie mit Melisse behandeln. Wie auch Bauch- und Kopfschmerzen – vor allem dann, wenn sie durch flatternde Nerven bedingt sind. Insbesondere in der Frauenheilkunde wird die sanfte, natürliche Kraft der Melisse verwendet, wenn es darum geht, das innere Gleichgewicht zu finden. Vor und während der Menstruation klagen beispielsweise viele Frauen über Unterleibsschmerzen, die durch Krämpfe in der Gebärmuttermuskulatur ausgelöst werden. Melissenanwendungen entkrampfen den gesamten Bauchbereich und können so Körper, Seele und Geist Erleichterung verschaffen.

Während sensible Naturen schneller die Heilkräfte der Pflanze wahrnehmen, braucht es bei robusten Menschen schon etwas mehr Geduld und damit eine längere Anwendungsdauer, bis sie wirken. Sie können zum Beispiel zwischendurch einen Melissentee trinken, daraus eine Tinktur herstellen, ein Wannenbad genießen oder eine Salbe herstellen.

Wie Sie wissen, sind ätherische Öle immer ein Konzentrat an Wirkstoffen. Anders als bei der Verwendung des Krauts wirken die Öle schneller und können bei spezifischen Beschwerden eine große Hilfe sein. Jedoch muss die Dosierung mit Bedacht gewählt werden. Echtes Melissenöl ist wirksam, aber teuer. Manchmal gibt es Verwirrung, da Öle aus Citronella oder Zitronengras als Melissenöl deklariert werden. Bei Volldeklaration finden Sie dann auch den Hinweis Melisse indicum. Es handelt sich dabei um ein preisgünstiges Öl, das jedoch niemals die Heilkraft der echten Melisse erreicht. Echtes Melissenöl kann hilfreich sein, wenn Sie zu den Frauen gehören, die während der hormonellen Umstellungsphase wiederholt mit Herpesbläschen in der Mund- oder Genitalregion zu kämpfen haben – oft ein Hinweis auf das geschwächte Immunsystem. Hier sind mit Sicherheit noch weitere naturheilkundliche Maßnahmen gefordert, aber das Melissenöl kann das Einwandern von Herpesviren in die Zellen verhindert. Sowohl Juckreiz und Rötungen als auch Schwellungen der Bläschen gehen deutlich zurück und verkürzen die Abheilung, unter anderem aufgrund der entzündungshemmenden Eigenschaften der Melisse. Daneben hält Melissenöl resistente Bakterien, Viren und auch Pilze in Schach. Begründet wird diese Wirkung in verschiedenen Untersuchungen vor allem durch die Rosmarinsäure und die vorhandenen ätherischen Öle.

Studien belegen für Melisse eine antivirale Wirkung.

Sammeltipps: Schneiden Sie das Kraut kurz vor der Blüte etwa zehn Zentimeter über dem Boden ab. Empfehlenswert sind vor allem Zubereitungen aus dem frischen Kraut, da die Melisse durch den Trockenvorgang viel von ihrer Heilwirkung verliert.

Zubereitungen mit Melisse für Frauen bei

- Stimmungsschwankungen
- ängstlicher Erregung, Unruhe, Gereiztheit
- nervös bedingtem Herzklopfen
- Schlafstörungen
- nervös bedingten Kopf- und Bauchschmerzen
- Herpesviren im Mund- und Genitalbereich

Gut zu wissen

Verschiedene Forscherteams untersuchten in den letzten Jahren einzelne Bestandteile der Melisse. Wenngleich die Pflanzenstoffe erst in der Gesamtheit ihr volles Potenzial entfalten können, fanden die Forscher heraus, dass die in der Melisse enthaltene Rosmarinsäure den Abbau von Gamma-Aminobuttersäure (GABA) hemmen kann. Ein Botenstoff, der für die Weiterleitung von Reizen im Nervensystem verantwortlich ist. Zudem bewirkt die Melisse eine vermehrte Aktivität von Alphawellen im Gehirn, was zu Entspannung, Schlafförderung und Angstlösung beitragen kann.

Allgemeine Hinweise

Anwendungen mit Zitronenmelisse sind im Allgemeinen sehr gut verträglich. Lediglich bei Schilddrüsenunterfunktion sollten Sie vorsichtig mit der Einnahme sein, da die Melisse die Ausschüttung der wichtigen Schilddrüsenhormone Trijodthyronin (T3) und Thyroxin (T4) hemmen kann. Deshalb kann sie umgekehrt bei Schilddrüsenüberfunktion unterstützen.

Auch wichtig: Schwangere, Stillende und kleine Kinder sollten generell keine Melissentinktur einnehmen und das ätherische Öl der Pflanze nur in der kleinsten Dosierung (0,5 Prozent) verwenden.

Zum Selbermachen

Bewährte Rezepturen

Melissentee zur Beruhigung, bei Schlafstörungen und Ängsten

2–3 TL frische Melissenblätter mit 250 ml siedendem Wasser überbrühen und bedeckt 10 Minuten ziehen lassen, danach abseihen. Bis zu viermal täglich davon eine Tasse trinken. Am Abend verstärkt etwas Honig im Tee die beruhigende und einschlaffördernde Wirkung.

Melissentinktur bei Kopf- und Bauchschmerzen sowie Herpesviren

Frisch gezupfte, gesäuberte und grob zerkleinerte Blätter in ein sauberes Schraubglas geben, mit hochprozentigem Alkohol (Doppelkorn, Weinbrand) im Verhältnis 1:5 übergießen und den Ansatz zwei Wochen ziehen lassen. Anschließend die Pflanzenteile absieben und die Tinktur in lichtgeschützte Braunglasflaschen umfüllen. Dosierung: Dreimal täglich 15–25 Tropfen in einem Glas Wasser verdünnen und einnehmen oder (bei Herpesviren) esslöffelweise als Zusatz für Waschungen und Bäder verwenden.

Melissenbad für erholsamen Schlaf und starke Nerven

2–3 Handvoll frisch gezupfte und grob zerkleinerte Melissenblätter mit 2 l siedendem Wasser übergießen. Die Blätter nach 10 Minuten abseihen und den Sud dem Badewasser zugeben. Die Badedauer liegt etwa bei 15 Minuten bei einer Badetemperatur von 37 °C. Danach warm eingepackt ins Bett legen und träumen.

Melissenbalsam gegen Herpesviren

Frisch geerntete und grob zerkleinerte Melissenblätter in ein ausgekochtes Schraubglas geben und mit gutem Trägeröl wie beispielsweise Mandelöl übergießen, bis alle Pflanzenteile bedeckt sind. Nach 2–3 Wochen sind die Wirkstoffe in das Öl übergegangen.

Jetzt die Pflanzenteile absieben. Das Öl im Wasserbad erhitzen und Bienenwachs im Verhältnis 10:1 zugeben. Sobald das Wachs schmilzt und sich vollständig gelöst hat, kann die noch flüssige Salbe in kleine Tiegelchen umgefüllt werden und anschließend im Kühlschrank aushärten. Bei Bedarf mehrmals täglich eine kirschkerngroße Menge mit einem Spatel entnehmen und auf die schmerzenden und entzündeten Stellen auftragen. Bei Lagerung im Kühlschrank beträgt die Haltbarkeit mehrere Wochen.

Einreibungen mit Melissenöl bei nervös bedingten Kopf- und Bauchschmerzen

5 Tropfen reines ätherisches Melissenöl mit 10–20 ml Mandelöl vermischen und mit warmen Händen in kreisenden Bewegungen in die Haut einmassieren.

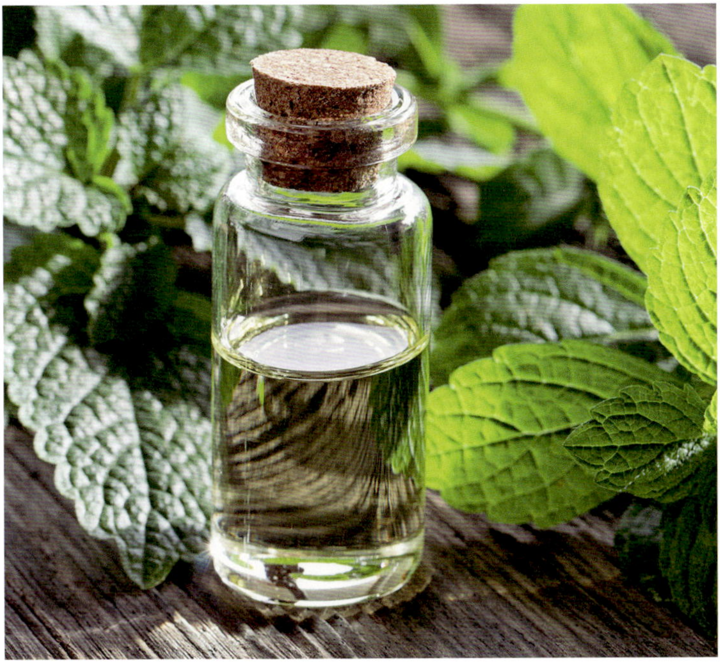

Mönchspfeffer – *Vitex agnus castus*: nimmt den Stress

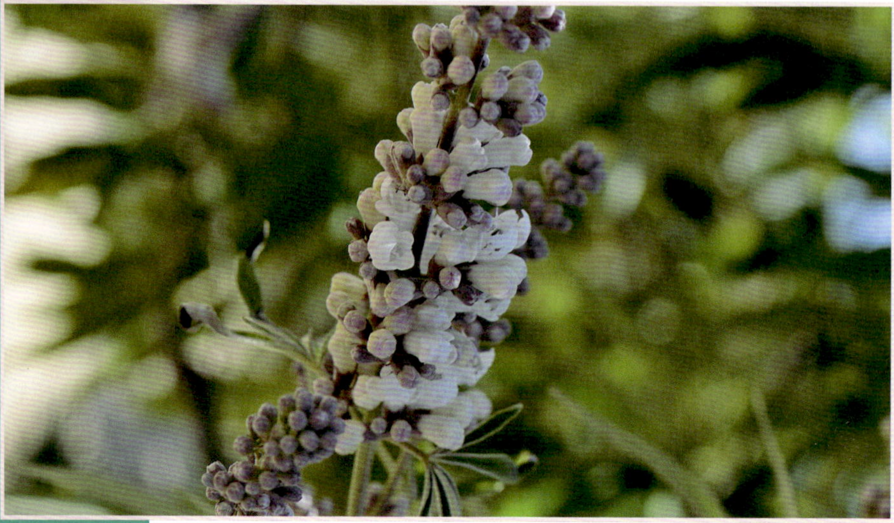

Mönchspfeffer und Keuschlamm, was für ungewöhnliche Bezeichnungen für eine Pflanze, die Frauenleiden lindern soll. Wenn Sie schon mal ein altes Kräuterbuch in Händen hielten, werden Sie vermutlich darin lesen, dass im mittelalterlichen Europa die im Zölibat lebenden Mönche die Pflanzenzubereitungen von *Vitex agnus castus* – so der wissenschaftliche Name – verwendeten, um den Geschlechtstrieb einzudämmen. Daher auch der Volksname Keuschlamm: Die mediterrane Pflanze macht quasi so keusch wie ein Lamm. Der Keuschlammstrauch zählt zu den Eisenkrautgewächsen, hat weidenähnliche Zweige mit fünf- bis siebenteiligen Blättern. Er ist keine heimische Pflanze, wenngleich sie heute auch in heimische Gärten gepflanzt wird. Sie finden wilde Mönchspfefferbestände jedoch häufiger in den mediterranen Flusstälern. Bei warmen Temperaturen verströmt der laubabwerfende Strauch einen balsamischen und betäubenden

Duft. Blütezeit ist im Juli und August. Die violetten bis rosafarbenen Blütenrispen duften angenehm süß. Die reifen Früchte (botanisch sind es viersamige Steinbeeren) haben eine rötlich-braune Farbe, sind hart wie Pfefferkörner und schmecken auch so ähnlich. Auch von einigen Arzneimittelherstellern wird Mönchspfeffer angebaut, viele Früchte stammen jedoch immer noch aus Wildsammlungen.

Die Inhaltsstoffe: Mönchspfeffer verfügt über Inhaltsstoffe, die den menschlichen Sexualhormonen sehr ähneln. Vermutlich wirken die verschiedenen Stoffe aber erst in Synergie. Unter anderem wurden folgende Stoffe isoliert: Flavonoide, dazu kommen Iridoide (Aucubin, Agnosid), ebenfalls sekundäre Pflanzenstoffe, außerdem fettes Öl, ätherisches Öl mit Sabinen, Cineol, Pinen sowie Bitterstoffe (Castin).

Die heilsame Wirkung verdankt der Mönchspfeffer dem Zusammenspiel verschiedener Inhaltsstoffe.

Zierte ein Zweiglein des Mönchspfeffers den Hals eines Mannes, galt dies in früherer Zeit als sicheres Zeichen seiner Abstinenz. Doch ist die Bandbreite an Heilanzeigen für den Mönchspfeffer viel umfangreicher als die anaphrodisierende Wirkung, die für beide Geschlechter beschrieben ist. In der Frauenheilkunde wird die Pflanze vermutlich seit 2.500 Jahren genutzt, um gynäkologische Beschwerden zu behandeln. Inzwischen weiß man, dass Mönchspfefferzubereitungen die Synthese von Progesteron erhöhen und die Prolaktinproduktion etwas senken können.

Häufig profitieren Frauen mit stärkeren Beschwerden bei prämenstruellem Syndrom (PMS) von einer Einnahme. PMS drückt sich durch eine Vielzahl von Beschwerden aus, die etwa drei Viertel aller Frauen kennen. Doch mit zunehmendem Alter nehmen sie tendenziell eher zu. Darunter fallen körperliche Symptome wie Wassereinlagerungen in die Gewebe, Brustspannen, Blähungen, Verstopfungen, Kopfschmerzen und auch psychische Beschwerden wie Reizbarkeit, Ängste und Stimmungstiefs. Sie sind per Definition auf die zweite Zyklushälfte beschränkt und verschwinden mit Einsetzen der Monatsblutung wieder.

In mehreren Versuchsreihen konnte gezeigt werden, dass Mönchspfeffer bei einer Einnahmedauer von mehr als drei Monaten bei mehr als 50 Prozent der Frauen mit PMS die Symptome verbessern konnte. Dennoch ist Mönchspfeffer kein PMS-Allroundhilfsmittel, denn bei Langzeiteinnahme kann er einigen Frauen auch sexuelle Unlust bereiten oder sogar die psychischen Beschwerden verschlimmern. In solchen Fällen sollten Sie niedrig dosierte Teezubereitungen bevorzugen, da diese weniger die Gefahr der genannten Nebenwirkungen bergen. Der Effekt bei Einnahme der intensiveren Tinktur wäre in diesem Fall vermutlich viel zu stark. Leiden Sie jedoch umgekehrt unter einer stark ausgeprägten, ungezügelten sexuellen Lust – wo hier die Definition Nymphomanie anfängt, lässt sich schwer sagen –, dann können höher dosierte Fertigpräparate wie auch die regelmäßige Einnahme der Tinktur durchaus die richtige Anwendungsform für Sie sein.

Ob Dauerstress oder gesteigerte Lust – beides lässt sich mithilfe von Mönchspfeffer zügeln.

Nicht zuletzt kann Mönchspfeffer auch das geeignete Heilmittel sein, um die Auswirkungen von Dauerstress zu beheben. Stress macht sich durch eine Vielzahl von Beschwerden bemerkbar, unter anderem beeinflusst er auch das Hormonsystem. In diesen Fällen wirkt Mönchspfeffer regulierend auf Zyklusunregelmäßigkeiten. Was nichts anderes bedeutet, als dass sich sowohl ein zu langer Zyklus als auch sehr kurz aufeinander folgende Zyklen mit weniger als 24 Tagen wieder einpendeln können.

Sammeltipps: Die Ernte der Früchte beginnt, sobald diese reif sind. Dann sollten Sie sie zum Trocknen im Halbschatten auslegen. Beachten Sie bitte, dass Sie zur Selbstherstellung von naturheilkundlichen Arzneien aus Mönchspfeffer in der Regel nur die getrockneten Früchte der Pflanze verwenden sollten. Nur wenn Sie sehr sensibel sind oder sich vorsichtig an die Wirkweise der Pflanze herantasten möchten, sollten Sie aus den Blättern einen Tee zubereiten. Da bei Ihnen aber vermutlich nur in Ausnahmefällen eine Mönchspfefferpflanze im eigenen Garten wächst, können Sie die Früchte auch aus der Apotheke beziehen.

Zubereitungen mit Mönchspfeffer für Frauen bei

- prämenstruellem Syndrom (PMS)
- Spannungs- und Schwellungsgefühl in den Brüsten (Mastopathie)
- Rhythmusstörungen der Regelblutung
- erhöhtem Prolaktinspiegel
- zu starkem Sexualtrieb (beider Geschlechter)

Gut zu wissen

Der volle Wirkungseintritt von Mönchspfefferzubereitungen bei der Behandlung von PMS oder zu starken Regelblutungen kann mehrere Monate dauern und zwischen vier und sechs Monaten schwanken. Sehr wirksam sind auch Einreibungen auf den Bauch oder die Brust mit dem ätherischen Öl, gewonnen aus den Vitexbeeren. Allerdings darf das Öl nie pur verwendet werden. Verdünnungen zwischen ein bis maximal fünf Prozent genügen – das heißt, ein beziehungsweise maximal fünf Tropfen reines ätherisches Öl mit 99 beziehungsweise 95 Tropfen Basisöl (Sonnenblumenöl, Mandelöl) in einer Schale vermischen und dann erst aufgetragen.

Fertigpräparate sind oft eine Alternative zu den selbst hergestellten Zubereitungen. Die Wirkstoffmenge und damit auch Dosierung sind allerdings von Präparat zu Präparat unterschiedlich. Beachten Sie bitte die individuellen Hinweise des Herstellers.

Allgemeine Hinweise

Frauen in der Stillzeit sollten keine Mönchspfefferzubereitungen einnehmen, da es zu Störungen des Milchflusses kommen kann. Anwenderinnen, die Dopaminagonisten (beispielsweise bei Morbus Parkinson, Restless Legs) oder Dopaminantagonisten (beispielsweise bei Psychosen) einnehmen müssen oder die zusätzlich Östrogene einnehmen, sollten vor der Anwendung von Mönchspfeffer den Arzt befragen. Möglicherweise sind in diesen

Fällen homöopathische Zubereitungen geeigneter als Pflanzenauszüge.

Nach der Einnahme von Mönchspfeffer können zudem unerwünschte Reaktionen auftreten. Patientinnen berichteten in seltenen Fällen von Kopfschmerzen, Hautekzemen, Juckreiz oder Bauchbeschwerden wie Übelkeit oder Unterleibsschmerzen.

Zum Selbermachen

Bewährte Rezepturen

Mönchspfefferfrüchtetee zur Zyklusregulierung

1 TL der getrockneten Früchte erst kurz vor der Verwendung mit einem Mörser grob zerstoßen, um daraus möglichst viel an Inhaltsstoffen zu gewinnen. Dann die Früchte mit 150 ml siedendem Wasser übergießen, den Ansatz zugedeckt 10 Minuten ziehen lassen, danach abseihen. Dosierung: Ein bis drei Tassen täglich trinken.

Mönchspfefferblättertee: die milde Alternative

1 TL der getrockneten und zerkleinerten Blätter mit 250 ml siedendem Wasser übergießen und wie die Mönchspfefferfrüchte zubereiten und dosieren.

Mönchspfeffertinktur bei PMS und ungezügelter sexueller Begierde

Diese Variante hat gegenüber Fertigpräparaten den Vorteil, dass sie individuell dosiert werden kann. Und so wird sie hergestellt: Die getrockneten Früchte kurz anmörsern und mit der fünffachen Menge Doppelkorn oder Weingeist in einem sauberen Schraubglas ansetzen. Nach 14 Tagen den Ansatz durch einen Kaffeefilter abseihen, in lichtgeschützte Braunglasflaschen füllen und beschriften. Von der Tinktur ein- bis dreimal täglich 10–40 Tropfen gelöst in etwas Wasser einnehmen. Sie ist etwa ein Jahr lang haltbar.

Preiselbeere – *Vaccinium vitis-idaea*: bei Harnwegsinfekten

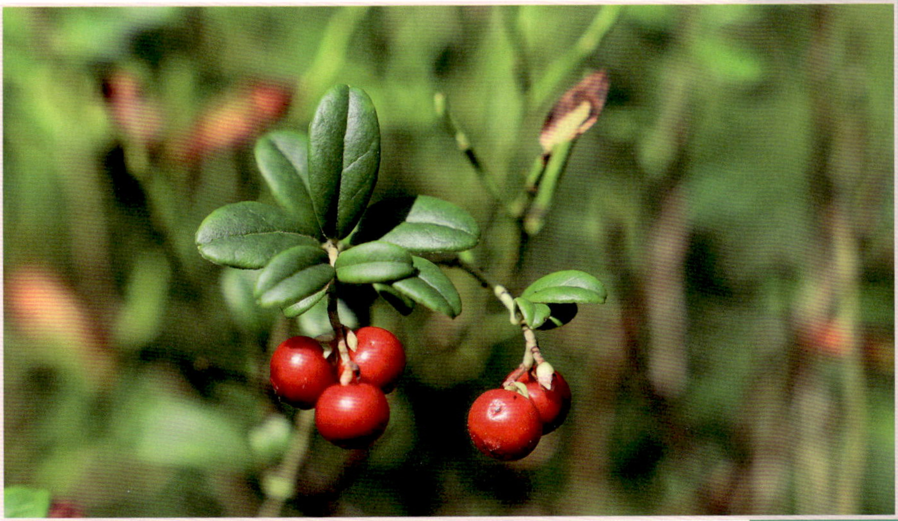

Sicher kennen Sie Preiselbeeren als Beilage zu Wildgerichten oder gebackenem Camembert. Die kleinen Beeren sind außen rot und innen weiß, haben einen herb säuerlichen Geschmack und werden in der freien Natur gesammelt. Doch die Blätter wie auch die Beeren verwendet man auch in der naturheilkundlichen Praxis, um zum Beispiel unkomplizierte Harnwegsinfekte wie Blasenentzündungen zu behandeln. Das immergrüne Heidekrautgewächs findet sich auf der nördlichen Halbkugel nur in Fichten- oder Kieferwäldern, auf Bergheiden und in Mooren sowie in der Alpenregion bis in Höhen von 3.000 Meter. In Deutschland kennt man die Preiselbeere auch als Krons- oder Moosbeere. Und auch die in Nordamerika wachsende Cranberry – ein trendiges Superfood – gehört zu dieser Pflanzenfamilie. Zwar ist sie größer und schmeckt süßer, hat jedoch nicht ganz so viel Heilpotenzial wie unsere heimischen Wildbeeren. Das kleinwüchsige Kraut erreicht

de Bakterien hinauszuspülen. Auch eine für die jeweilige Jahreszeit passende Kleidung und eine atmungsaktive Unterwäsche ohne synthetische Fasern sowie eine vitalstoffreiche Ernährung schaffen gute Voraussetzungen. Und noch ein Tipp: Im sensiblen Intimbereich sollten Sie keine Pflegeprodukte verwenden, die den natürliche Säureschutzmantel der Haut zerstören können.

Sammeltipps: Die natürlichen Sammelmonate für die Blätter der Pflanze sind der Mai und Juni. Getrocknet werden die Blätter an einem schattigen Ort, danach werden sie am besten in dunklen Gläsern aufbewahrt. Frische Beeren sollten Sie ernten, wenn Sie sich daraus einen Saft zaubern möchten. Am besten nur so viel sammeln, wie Sie tatsächlich frisch verbrauchen wollen.

Zubereitungen mit Preiselbeeren für Frauen bei

- der Prophylaxe von Blasenentzündungen
- unkomplizierten Harnwegsinfekten und zur Vermeidung von Harnwegsrezidiven

Gut zu wissen

Es gibt einige Frauen, die ein Leben lang von Harnwegsinfekten begleitet werden. Wenn Sie in der Vergangenheit häufiger von Blaseninfekten betroffen waren, dann ist es hilfreich, prophylaktisch vor allem nach dem Geschlechtsverkehr oder nach einem Aufenthalt in Kälte und Nässe ein großes Glas Preiselbeersaft täglich zu trinken (bis 300 Milliliter). Ein naturreiner Saft aus Wildsammlung ohne oder mit wenig Zusatz von Zucker oder Zuckeraustauschstoffen ist dabei nicht nur die effektivste, sondern auch die schmackhafteste Variante. Der Handel bietet mittlerweile eine Vielfalt von Produkten rund um die Preiselbeere an. Zubereitungen werden nicht nur als Saft, sondern auch als Tabletten, Trinkgranulat oder Kapseln angeboten.

Allgemeine Hinweise

Während die Preiselbeeren sehr gut verträglich sind, können Zubereitungen aus den Blättern wegen des Gerbstoffgehaltes schon mal eine bestehende Stuhlverstopfung verschlimmern oder auch Magenbeschwerden verursachen. Da die Blätter auch über einen relativ hohen Gehalt an Arbutin verfügen, raten verschiedene Zulassungsbehörden für pflanzliche Arzneimittel, entsprechende Tees maximal eine Woche und höchstens fünfmal jährlich anzuwenden.

Bewährte Rezepturen

Zum Selbermachen

Preiselbeerblättertee zur alleinigen oder begleitenden Therapie bei Harnwegsinfekten

Übergießen Sie 1 TL getrocknete Preiselbeerblätter mit 250 ml siedendem Wasser, lassen Sie den Ansatz 5 Minuten ausziehen, ehe Sie ihn abseihen. Mehr als drei Tassen täglich sollten es nicht sein, die Sie am besten in kleinen Schlucken trinken.

Preiselbeerkur zur Nachbehandlung und zum Schutz vor Reinfektionen

Zwei- bis dreimal täglich über den Tag verteilt 100 ml naturreinen Preiselbeersaft trinken, der zuvor mit Wasser auf 250 ml verdünnt wurde. Die Anwendung kann kurmäßig über maximal vier Wochen erfolgen.

Eingekochte Preiselbeeren

Roh schmecken die Wildbeeren herb und säuerlich. Deshalb werden sie meist mit viel Zucker eingekocht. Dabei ist Zucker weder zur Haltbarmachung noch zum Eindicken nötig, denn die Beeren enthalten viel Pektin. Die althergebrachten Rezepte geben meist ein Verhältnis von einem Teil Zucker und einem Teil Beeren an. Meine

Empfehlung: Tauschen Sie den Zucker durch Agavendicksaft aus und reduzieren Sie den Sirupgehalt soweit, bis Sie Ihr persönliches Lieblingsaroma gefunden haben. Ein Verhältnis mit einem Teil Sirup und drei Teilen Beeren genügt hier meist. Übrigens: Die Beeren können Sie unterstützend auch bei allen Erkrankungen mit Fieber oder bei Grunderkrankungen, die eine Antibiotikatherapie erfordern, mit in den Speiseplan einbauen. Sie kühlen den Körper und haben ein leicht antiseptisches Potenzial.

Frischer Preiselbeersaft

Ernten Sie nur so viel Beeren im Wald, wie Sie selbst verbrauchen können. Die Beeren verlesen, waschen, in einen Topf füllen, mit Wasser bedecken und bei mittlerer Hitze 30 Minuten köcheln lassen. Wenn Sie einen Entsafter besitzen, können Sie den Saft über den Schlauch ablaufen lassen. Ansonsten die gekochten Früchte auf ein gespanntes Safttuch geben und in eine daruntergestellte Schüssel ablaufen lassen. Nun mit Zitronensaft abschmecken und pro gewonnenen Liter Saft höchstens 100 g Zucker hinzufügen beziehungsweise den Zucker ganz weglassen. Den Saft nochmals aufkochen, mit einer Kelle den Schaum abnehmen, in ausgekochte Flaschen füllen, gut verschließen und mit Datum versehen beschriften. Im Keller gelagert, ist der Saft bis zur nächsten Ernte haltbar.

Rose – *Rosa centifolia, Rosa damascena:* Liebe und Sinnlichkeit

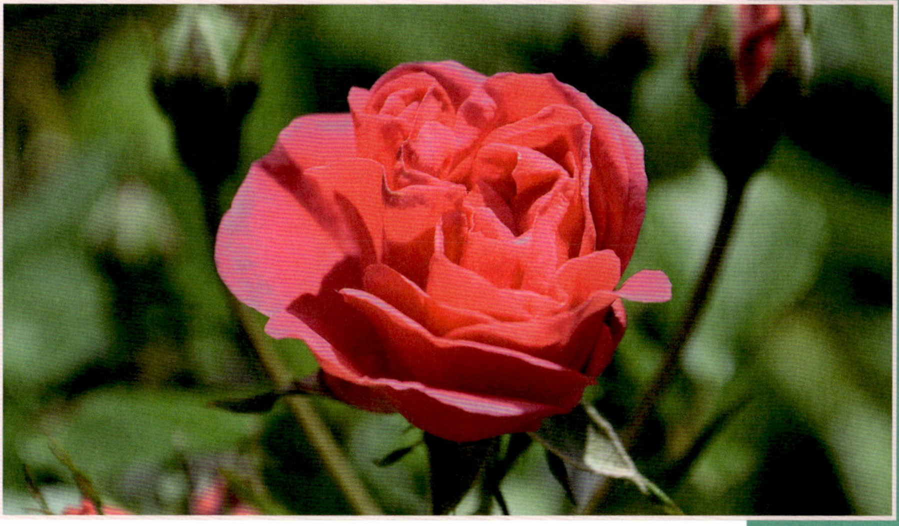

„Für mich soll's rote Rosen regnen, mir sollten sämtliche Wunder begegnen. Das Glück sollte sich sanft verhalten, es soll mein Schicksal mit Liebe verwalten", so besang einst Hildegard Knef (1925 bis 2002) die Königin der Blumen. Keine Blume hat vermutlich mehr Symbolik und Bezug zur Weiblichkeit. Einige duften betörend, andere sind auffallend schön. Und gerade die rot blühenden Sorten verkörpern das Feurige, die Wollust und Verlockung. Zudem fassen sich die seidenweichen Blumenblätter sehr sinnlich an und sind vor allem bei den gefüllten Sorten in verschwenderischer Fülle vorhanden. Während man in frühen Zeiten fast alle Teile der Rose in der Heilkunde verwendete, sind es heute insbesondere die Rosenblütenblätter und das daraus gewonnene Rosenöl.

Sinnlich, aphrodisierend, harmonisierend sind die Eigenschaften der Rose.

Die Inhaltsstoffe: Wertgebende Inhaltsstoffe der Blütenblätter sind Gerbstoffe und Flavonoide. Dazu gesellen sich das ätherische Rosenöl mit den Hautkomponenten Citronellol, Geraniol, Linalool und Nerol. Herrlich duftende Rosensorten wie die Rosa centifolia, die Hundertblättrige, und die Rosa damascena, eine aus Kleinasien stammende Rose, sind die beliebtesten Sorten für Heilzwecke. Sie können jedoch jede in Ihrem Garten duftende Rosensorte zur Selbstmedikation verwenden, sofern diese nicht mit chemischen Substanzen behandelt wurden.

Vielleicht erscheint es Ihnen auch zunächst ungewöhnlich, die Rose als Heilpflanze zu sehen und zu nutzen. Viele kennen ihre Essenzen nur als Inhaltsstoffe in Kosmetikprodukten. Aus den alten Schriften wissen wir jedoch, dass antike Ärzte, Nonnen und Naturheilkundige Rosenzubereitungen auch bei Frauenleiden verwendeten. Einen heilenden Rosenbalsam beispielsweise, Umschläge mit Rosenwasser oder auch nur der harmonisierende Duft der Rose sind bei Schlafstörungen und Unruhe althergebrachte Heilanwendungen.

Sollten die Gedanken einmal trübe werden und depressive Verstimmungen aufkommen, dann schaffen sowohl der Wohlgeruch einer voll aufgeblühten Rose wie auch des ätherischen Rosenöls Harmonie und Entspannung. Übrigens sind die entspannenden Substanzen auch bei Kopfschmerzen und Migräne hilfreich und wohltuend. Während der Wechseljahre gehen viele Frauen auch in die Reflexion des bisherigen Lebens. Zu den daraus resultierenden Veränderungen kann auch gehören, dass eine alte Partnerschaft und überholte Beziehungsmuster über Bord geworfen werden. Vielleicht kommt auch ein neuer Partner in das Leben, was auch eine gewisse Form von Unruhe, Nervosität und Stress bedeuten kann, bis der neue Kurs Ruhe und Gelassenheit entfaltet.

Verschiedene Anwendungsformen kommen hier infrage. Ob Sie eine Duftlampe zu Hilfe nehmen, einen Tropfen Rosenöl auf ein Taschentuch träufeln und den Duft einatmen, sich mit dem verdünnten Öl selbst massieren oder massieren lassen, hängt von Ihren Gegebenheiten und Vorlieben ab. Vielleicht verwenden Sie es auch als Badezusatz, es hängt von den individuellen Gegebenheiten und Vorlieben ab. Ätherische Öle sind so klein in ihrer Molekularstruktur, dass sie über die Haut und Schleimhäute aufgenommen werden können. Zudem erreichen die Düfte über die Sinneszellen der Nase direkt das Gehirn und beeinflussen so die Stimmung. Und sollte bei Ihnen die Lust auf die Lust tendenziell eher abnehmen, kann Sie der Duft der Rose wieder zu sinnlichen Liebesspielen animieren.

Damit ist das Wirkspektrum ätherischer Öle aber noch nicht erschöpft. Auf körperlicher Ebene hemmen die ätherischen Öle beispielsweise das Wachstum von Bakterien und Pilzen (z. B. den Hefepilz Candida albicans), weshalb Sie Rosenöl auch durchaus zur Stabilisierung der Vaginalflora verwenden können. Achten Sie jedoch auf die Dosierungshinweise, denn nur verdünnte Mischungen sind von Nutzen (siehe Rezept Einreibungen mit Rosenöl). Jegliche Überdosierung würde noch mehr Hautreizungen verursachen. Noch ein Benefit: Die Ölmischung befeuchtet auch trockene Schleimhäute und verhindert so Trockenheit und Risse, beispielsweise auch während des Geschlechtsverkehrs.

Mit echtem ätherischem Rosenöl lässt sich die Vaginalflora stabilisieren.

Einreibungen auf den Bauch sind weitere klassische Anwendungen in der Frauenheilkunde, denn das verdünnte Rosenöl wirkt entkrampfend und damit schmerzlindernd, beispielsweise vor Beginn der Menstruation oder während der Bluttungstage. Auch ein Spannungsgefühl in der Brust kann durch Einreibungen verbessert werden.

Möchten Sie lieber die Rosenblüten statt des ätherischen Öls anwenden? Dann sollten Sie wissen, dass die Blätter einen hohen Gehalt an Gerbstoffen besitzen, was sich beim Trinken eines Rosentees als leicht pelziges Gefühl im Mund bemerkbar machen kann. Die Gerbstoffe haben eine adstringierende, das heißt zusammenziehende Wirkung. In der Naturheilpraxis nutzt man diese Gerbstoffe etwa bei Entzündungen der Haut oder auch der Schleimhäute im Vaginalbereich.

Sammeltipps: Optimaler Erntezeitpunkt für Rosenblätter sind die frühen Morgenstunden, da später am Tag der Gehalt der ätherischen Stoffe um bis zu 40 Prozent sinkt. Achten Sie beim Kauf von ätherischem Rosenöl auf gute Qualität, möglichst aus zertifiziert kontrolliert biologischem Anbau. Synthetisch hergestelltes Rosenöl ist zwar deutlich günstiger, kann aber nie die Wirkweise von echtem ätherischem Öl erreichen.

Zubereitungen mit Rose für Frauen bei

- trockenen und entzündeten Schleimhäuten der Vagina
- notwendigem Aufbau einer gesunden Vaginalschleimhaut nach Antibiotikatherapie
- nervöser Unruhe, depressiven Verstimmungen
- Kopfschmerzen und Migräne
- Libidoverlust
- Schmerzen im Unterbauch vor und während der Periode
- Spannungsgefühl in der Brust (Mastodynie)

Gut zu wissen

Im Gegensatz zum verführerischen Duft der Blüten stehen die wehrhaften Dornen der Rose. Ihre Signatur zeigt also auch Abgrenzung und Wehrhaftigkeit. Aus diesem Bild kann man schließen, dass Rosenzubereitungen vor allem für gereifte Frauen von Vorteil sind, die ein autonomes Leben anstreben und ein gutes Selbstwertgefühl haben. Selbstverwirklichung und selbstlose Liebe ohne Erwartungshaltung stehen im Vordergrund.

Das ätherische Öl aus der Rose gehört nicht zuletzt zu den kostbarsten und teuersten Ölen: Für einen Liter benötigt man um die 5.000 Kilogramm Rosenblätter.

Allgemeine Hinweise

Rosenöl gilt als sehr gut verträglich und hat in der richtigen Verdünnung wenig bis keine reizende Wirkung auf Haut oder Körper. Risiken und Nebenwirkungen sind bei Anwendung der Rosenblüten nicht bekannt.

Zum Selbermachen

Bewährte Rezepturen

Rosentee entspannt

Ernten Sie die Blütenblätter einer gefüllten, ungespritzten Rose. Falls Sie keinen Garten mit Rosenbeständen besitzen, dann gibt es getrocknete Blätter auch in Apotheken zu kaufen. Nun die Blätter mit 250 ml siedendem Wasser aufgießen und den Sud sofort abdecken, damit keine ätherischen Öle entweichen können. Etwa 8 Minuten ziehen lassen, ehe Sie die Blätter abseihen. Dieser Tee entspannt strapazierte Nerven, vor allem an den Tagen vor der Periode oder bei belastenden Wechseljahresbeschwerden. Bis zu drei Tassen täglich ist hier die richtige Dosierung.

Sitzbad bei Entzündungen der Vaginalschleimhäute

Bereiten Sie wie oben beschrieben einen Tee zu. Jedoch sollte der Teeansatz viel stärker sein, weshalb die doppelte Menge an Blütenblättern genau richtig ist. Eine Sitzwanne mit Wasser füllen und den Rosentee hinzukippen. Am besten baden Sie so 15 Minuten in dem Sud. Auf eine angenehme Wassertemperatur achten, mehr als 34 °C sollten es nicht sein, und von den entzündungshemmenden Eigenschaften des Bades profitieren.

Vollbad mit ätherischem Rosenöl

Die Wirkstoffe wirken dabei über Nase und Haut gleichermaßen. Lassen Sie zunächst eine Wanne mit angenehm temperiertem Wasser volllaufen. Nun mischen Sie in einem Schälchen 5–8 Tropfen ätherischen Rosenöls mit 3–4 EL Sahne. Die Sahne dient hier als Emulgator. Jetzt die Mischung in das Badewasser geben und 20 bis 30 Minuten bei 37–38 °C darin baden. Das Bad stärkt die Nerven und ist zudem ein sinnliches Vergnügen – vor allem dann, wenn Sie noch Rosenblütenblätter auf dem Badewasser schwimmen lassen.

Duftlampe: harmonisierend, entspannend, aphrodisierend

Schon 1–2 Tropfen echten ätherischen Rosenöls genügen, um einen Raum mit dem intensiven Duft zu erfüllen. Falls Sie Kopfschmerzen oder Migräne behandeln möchten, können Sie alternativ 2 Tropfen auf die Innenseite der Handgelenke tupfen und hin und wieder den entspannenden Duft einatmen.

Einreibungen mit Rosenöl bei Bauchkrämpfen, trockenen Schleimhäuten sowie zur Stabilisierung der Vaginalflora

Mischen Sie 2 Tropfen ätherischen Rosenöls mit 98 Tropfen Mandelöl in einem Schälchen und verwenden Sie diese Ölmischung mit kreisenden Bewegungen auf der Bauchdecke bei Bauchkrämpfen. Wenn Sie die Ölmischung mit sauberen Händen auf die empfindlichen Vaginalschleimhäute auftragen, empfehle ich – um die Wäsche vor Ölflecken zu schützen – am besten eine atmungsaktive Slipeinlage zu verwenden. Ich rate dabei generell von Slipeinlagen mit künstlichen Duftzusätzen ab, da diese oft noch mehr reizen können.

Rosmarin – *Rosmarinus officinalis*: wärmendes Frauenkraut

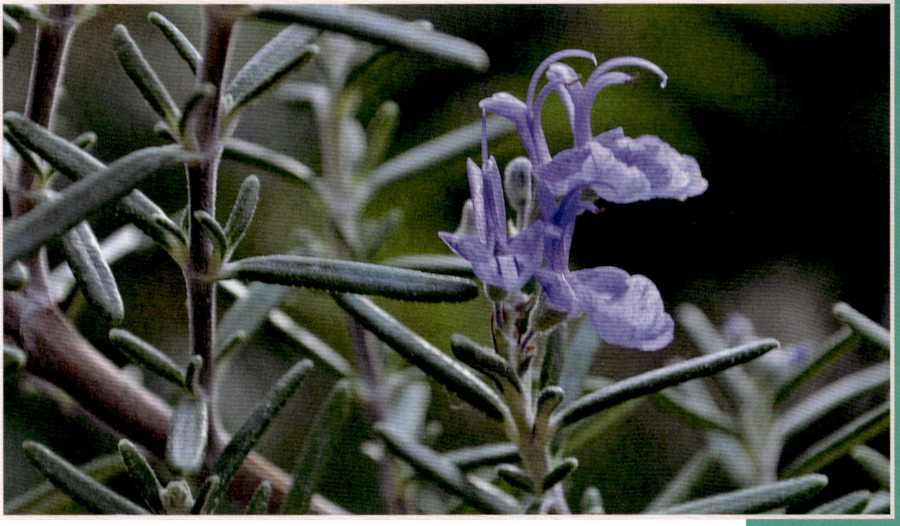

Die wohlriechende Pflanze Rosmarin ist nicht nur ein Küchengewürz, um die Ofenkartoffel, den Braten, den Fisch oder den Eintopf zu aromatisieren, sondern eine traditionelle Frauenpflanze und sogar das Kraut der Liebenden. Der immergrüne Halbstrauch mit den nadelförmigen und aromatischen Blättern ist in der Mittelmeerregion beheimatet. Eine Erklärung für die Herkunft aus dem Küstengebiet sind die lateinischen Wörter *ros* für Tau und *mare* für Meer – also: Tau, der zum Meer gehört. Vermutlich brachten die Benediktinermönche die ersten Pflanzen mit über die Alpen. So richtig wohl fühlt sich Rosmarin deshalb in unseren Breiten nur dann, wenn Sie ihm ein warmes und sonniges Plätzchen mit sandigem und durchlässigem Boden bieten. Am besten setzen Sie ihn im Winter in einen Kübel, der bei nicht mehr als zehn Grad gut überwintert. In Kübeln und Töpfen wächst Rosmarin nur bis zu 50 Zentimeter in die Höhe. Wildbestände ragen dagegen schon mal 1,50 Meter und mehr empor. Wunderschön sind die zierlichen, blass- bis himmelblauen Blüten. Aromatisch ist der leicht harzige und kiefernähnliche Duft, der beim Zerreiben der Blätter austritt, weshalb auch Parfümeure gelegentlich Rosmarinöl wohlriechenden Duftwässern beimischen. Die Blattform des Rosmarins ist charakteristisch tannennadelartig mit einem nach unten eingerollten Blattrand. Während die Oberseite eine dunkelgrüne Farbe zeigt, wird auf der Unterseite ein heller Längsstreifen sichtbar.

Die Inhaltsstoffe: Typisch für Mittelmeerpflanzen ist der Gehalt an ätherischem Öl. Dieser Anteil steigt mit zunehmender Sonneneinstrahlung. Hauptkomponenten sind Cineol, Kampfer, Borneol, Pinen, Bornylacetat, Verbenon und Myrcen. Weiterhin sind Gerb- und Bitterstoffe (unter anderem Carnosol und Rosmanol), Kaffeesäurederivate (vor allem Rosmarinsäure), Flavonoide, Sterole, Polysaccharide, Harze und Spuren von Salicylaten nachgewiesen worden.

Der immergrüne Rosmarin verbessert die Durchblutung und hilft so gegen häufiges Frösteln.

Rosmarinzubereitungen sind seit Jahrhunderten eine bewährte Arznei, beispielsweise um ein schwaches Herz zu stärken oder eine Ohnmacht zu verhindern. Rosmarinverzehr hat Auswirkungen auf den Kreislauf, die Durchblutung und den Stoffwechsel. Ein Bad mit Rosmarinzusatz regt an und vertreibt Müdigkeit und Erschöpfung. Einige Frauen haben in den Wechseljahren mitunter ständig kalte Hände oder Füße. Damit vergesellschaftet sind auch häufiger spärliche Blutungen, die nicht in Fluss kommen wollen und obendrein noch Bauchkrämpfe verursachen. Schon eine kleine Menge Rosmarin verschafft hier einen besseren Blutfluss, eine gesteigerte Energie, stärkt zudem die Nerven und bessert die Gedächtnisleistung sowie Migräne. Bei allen genannten Beschwerden können Sie es mit Rosmarinrezepturen aus dem Rezeptteil probieren.

Der mediterrane Halbstrauch ist auch ein ausgezeichnetes Mittel für die Durchblutung des kleinen Beckens. Er wärmt Frau-

en, die leicht frösteln, eine zu spärliche Menstruation oder die Lust am Sex verloren haben. Schon im Götterkult der Antike war Rosmarin bekannt und galt als ein Geschenk der Aphrodite an die Menschen. Aphrodite soll einen Zaubergürtel besessen haben, der Männer und andere Gottheiten dazu brachte, sich in sie zu verlieben. Ihr Namen steht deshalb noch heute Pate für das Wort Aphrodisiaka und damit für einen Duft, für Kräuter oder Nahrungsmittel, die die sexuelle Vitalität erhöhen sollen. Und so steht auch in einigen volkstümliche Schriften folgender Rat: Um die Liebesgunst eines Jünglings zu erhalten, sollten die Mädchen oder jungen Frauen heimlich einen Zweig Rosmarin an die Kleidung des Angebeteten nähen. Für reife Frauen ist belebender Rosmarin das richtige Kraut bei belastendem Libidoverlust. Rosmarin beeinflusst aber auch den Zyklus: Anwendungen in der ersten Zyklushälfte stimulieren die Follikelbildung in den Eierstöcken, in der zweiten Zyklushälfte wirkt er eher menstruationsfördernd.
Sammeltipps: Haben Sie im Garten einen üppig wachsenden Strauch, dann können Sie in den gesamten Sommermonaten die oberen Zweige schneiden und zum Trocknen in kleinen Büscheln kopfüber aufhängen.

Zubereitungen mit Rosmarin für Frauen bei

- Libidoverlust
- ständigem Frösteln mit kalten Händen und Füßen
- einer zu spärlichen Menstruation mit Krämpfen
- niedrigem Blutdruck und Erschöpfung
- schwacher Herzleistung und Neigung zur Ohnmacht
- nachlassender Gedächtnisleistung

Gut zu wissen

Die Wissenschaftler forschen seit einigen Jahren, welche der zahlreichen Inhaltsstoffe das traditionelle Wirkspektrum von Rosmarin begründen. Einzelne Bestandteile des ätherischen Öls wie Cineol sollen die Gedächtnisleistung erhöhen, in seiner Gesamtheit hat das ätherische Öl eine anregende und durchblutungsfördernde Wirkung.

Allgemeine Hinweise

Das wärmende und durchblutungsfördernde Heilkraut darf nicht in therapeutischen Dosen während der Schwangerschaft, bei starker Regelblutung, Bluthochdruck, Unruhe, Schlafstörungen oder starker Hitze verwendet werden.

Anwendungen mit ätherischem Rosmarinöl sind generell nicht geeignet für Säuglinge und Kleinkinder sowie für Patientinnen mit Epilepsie und bei Nierenreizungen.

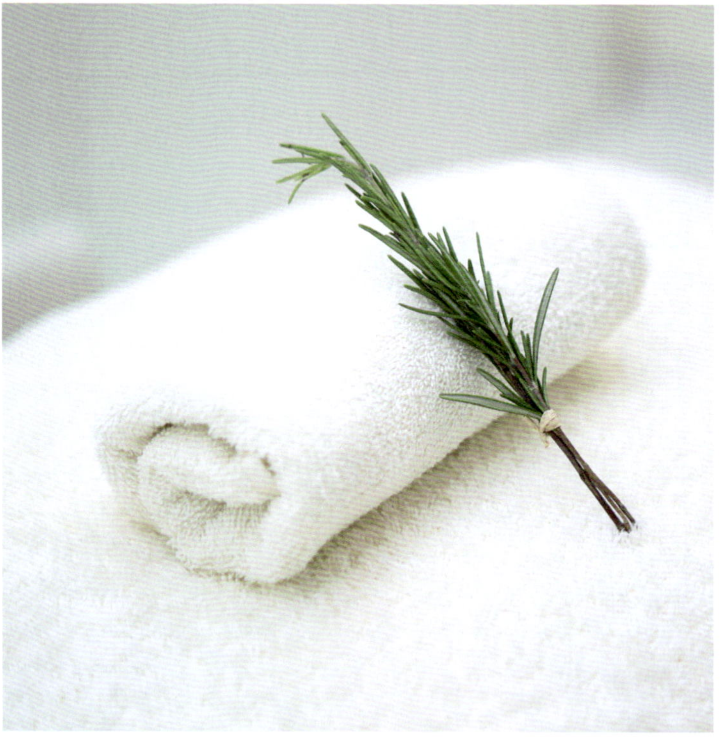

Zum Selbermachen

Bewährte Rezepturen

Rosmarinwein: Liebestrunk und Körperwärmer

Einige Zweige Rosmarin, insgesamt nicht mehr als 20 g, in 1 l Rotwein geben. Gut verschlossen auf die sonnige Fensterbank stellen und mindestens eine Woche, besser zwei Wochen durchziehen lassen. Gelegentlich vorsichtig umschütteln. Danach das Weingemisch durch ein Leinentuch abgießen. Täglich ein- bis zweimal ein Likörglas einnehmen. Der Wein hält sich einige Wochen.

Rosmarintee zur Belebung am Morgen

Sie benötigen 1 gehäuften TL frischer, kleingehackter (alternativ 1 gestrichenen TL getrockneter) Rosmarinblätter. Diese mit 250 ml siedendem Wasser übergießen und circa 8 Minuten zugedeckt ziehen lassen. Dann abseihen. Teezubereitungen sind eine milde Alternative und für leichtere Beschwerden von Vorteil, stärker und schneller wirken Tinkturen.

Rosmarintinktur bei anhaltender Müdigkeit und spärlicher Menstruation

1 kleine Handvoll frische, leicht angewelkte Rosmarinblätter in ein sauberes Schraubglas geben und mit Alkohol (möglichst hochprozentig um die 70 Prozent) im bewährten Verhältnis 1:5 übergießen. Das Gemisch zwei Wochen ausziehen lassen, dabei das Glas täglich wenden. Anschließend filtern und in lichtgeschützte Tropffaschen füllen. Wichtig: Die Tinktur bitte vorsichtig dosieren, mehr als dreimal täglich 5 Tropfen gelöst in etwas Wasser sollten es nicht sein.

Ätherisches Rosmarinöl bei Kreislauf- und Konzentrationsschwäche

2 Tropfen ätherisches Rosmarinöl in eine Duftlampe oder auf ein Taschentuch geben und in einem Abstand von etwa 20 Zentimetern inhalieren.

Rosmarinbad bei ständigem Frösteln

50 g Rosmarinblätter mit 2 l Wasser überbrühen, den Sud etwa 30 Minuten zugedeckt ziehen lassen, danach abseihen und ins wohl temperierte Badewasser schütten. Alternativ: 5 Tropfen ätherischen Rosmarinöls mit 2 EL Sahne vermischen und die Emulsion in das vorbereitete Badewasser geben. Das Bad möglichst tagsüber durchführen, da es am Abend den Kreislauf zu sehr beleben und eventuell dadurch der Schlaf gestört sein kann. Passen Sie die Badedauer Ihren individuellen Bedürfnissen an. Falls das Bad Sie sehr belebt, sollten Sie etwa nur 10 Minuten darin baden.

Rosmarinfußbad gegen kalte Füße

Das Bad wie oben beschrieben zubereiten, jedoch die Menge der Blätter um mindestens die Hälfte reduzieren beziehungsweise nur 2–3 Tropfen eines ätherischen Rosmarinöls für eine mit angenehm warmem Wasser gefüllte vorbereitete Fußwanne verwenden.
15 Minuten darin baden.

Einreibungen mit bei spärlicher Menstruation und Libidoverlust

2–3 Tropfen ätherischen Rosmarinöls mit 10 ml Basisöl (Mandelöl oder Sonnenblumenöl) mischen. Die Hände bei Bedarf zunächst aneinanderreiben und vorwärmen. Nun das Ölgemisch in kreisenden Bewegungen auf der Bauchdecke verteilen und einreiben. Geben Sie Ihrem Körper Zeit zum Nachruhen, damit er sich entspannen kann.

Rotklee – *Trifolium pratense:* Pflanzenöstrogene der Wiese

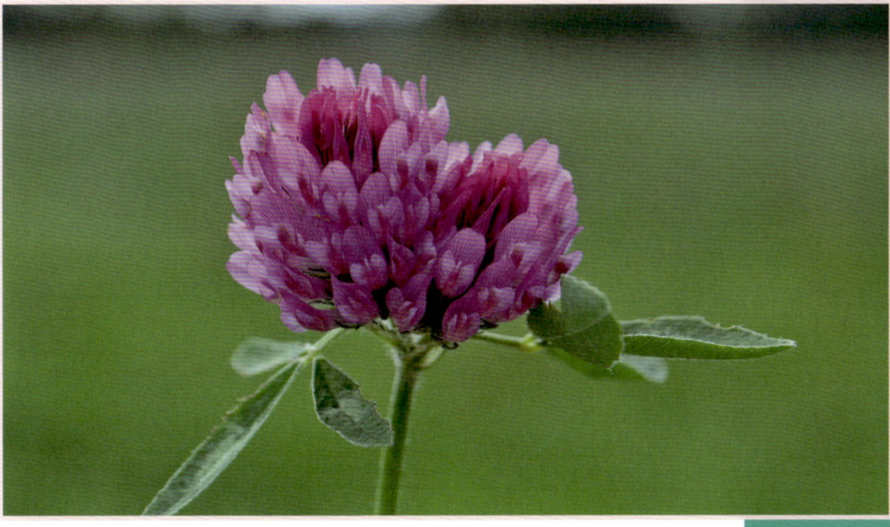

Kaum eine andere Pflanze ist so reichlich mit positiver Symbolik behaftet wie der Klee. Um die Anzahl seiner Blätter ranken sich mehrere Mythen. Sollten Sie bei Spaziergängen auf ein vierblättriges Kleeblatt stoßen, dann verspricht dies Glück und Wunscherfüllung. Es wird gemunkelt, dass Eva ein vierblättriges Kleeblatt aus dem Garten Eden hatte mitgehen lassen, als sie aus dem Paradies vertrieben wurde. Irgendetwas sollte sie wohl an die glücklichen Zeiten mit Adam erinnern. Normalerweise ist Klee dreiblättrig, wie der botanische Gattungsname Trifolium verrät. Somit sind vierblättrige Kleesorten recht rar gesät und in der Tat etwas Besonderes. Der Glaube an Glücksbringer hat sich bis in unsere Zeiten erhalten, obwohl heute eher wenig magisches Denken und Handeln üblich ist. Weniger bekannt ist, dass der zweiblättrige Klee ein Zeichen für einen neuen Liebhaber sein soll.

Botanisch betrachtet gehört der Rotklee zur Familie der Schmetterlingsblütler und ist hierzulande ein weit verbreiteter Wiesen- und Weidenbewohner. Ab April beginnt die Blütezeit der heimischen Pflanze, die im natürlichen Umfeld bis zu 40 Zentimeter hoch wird. Bei ihr gibt es kaum Verwechslungsgefahr. Die typische Blattform ist dreizählig, der Blattrand glattrandig, ein heller Fleck in der Mitte und die rosafarbenen kugelförmigen Blütenköpfchen, bestehend aus bis zu 100 Einzelblüten, kennzeichnen die Pflanze. Das häufige Vorkommen war für die Botaniker Anlass genug, um dem Rotklee den Artnamen *pratense* zu verpassen, was so viel bedeutet wie: auf den Wiesen wachsend.

Das wirksamste natürliche Östrogen steckt im Rotklee.

Die Inhaltsstoffe: In der traditionellen Naturheilkunde ist Rotklee schon seit mehr als 1.000 Jahren bekannt. Doch erst in den letzten Jahren hat die Pflanze viel Aufmerksamkeit und Zuspruch bekommen, weil die Wissenschaftler entdeckten, dass sie in den Blütenköpfchen Wirkstoffe enthält, die den weiblichen Geschlechtshormonen ähneln. Die Rede ist von den Isoflavonen. Diese gehören wie die enthaltenden Flavonoide zur großen Familie der sekundären Pflanzenstoffe. Ihre Besonderheit: Im menschlichen Organismus können Isoflavone in bioidentisches Estradiol umgewandelt werden – das wirksamste Hormon aus der Klasse der Östrogene. Wer's genauer wissen will: Die Isoflavone werden in der Leber verstoffwechselt und bilden Stoffwechselprodukte, die dann in der Lage sind, an bestimmte Östrogenrezeptoren anzudocken. Aufgrund dieses Mechanismus kann Rotklee in den Wechseljahren ausgleichende Effekte entfalten und viele Beschwerden lindern.

Im menschlichen Organismus können Isoflavone in bioidentisches Estradiol umgewandelt werden.

Zu den weiteren Inhaltsstoffen im Rotklee gehören unter anderem Gerb- und Bitterstoffe, verschiedene Zuckerverbindungen, etwas ätherisches Öl, Mineralien (Magnesium, Kalzium, Kalium) und Vitamine (Provitamin A, B-Vitamine, Vitamin C). Dazu kommen die erwähnten Flavonoide, die im Körper antioxidativ und antimikrobiell wirken, sowie Salicylsäure und Cumarine.

Rotklee kann in den Wechseljahren vor allem die Gesundheit der Knochensubstanz aufrechterhalten und vor Osteoporose schützen. In einigen Studien konnte gezeigt werden, dass Frauen, die Rotkleeextrakte einnahmen, nach sechs beziehungsweise zwölf Monaten eine deutliche Verbesserung der Knochendichte zeigten, vor allem im Bereich des Oberschenkelhalses und der Lendenwirbelsäule. Zudem sorgen die Phytohormone für eine ausreichende Befeuchtung der Vaginalschleimhäute und verhindern damit auch wie etwa die Preiselbeere das Eindringen von Keimen, aber auch Schmerzen beim Geschlechtsverkehr. Aufgrund der enthaltenen Gerbstoffe hat sich Rotklee auch bei Durchfallerkrankungen bewährt.

Weitere Einsatzgebiete in der Frauenheilkunde: Hitze und Schweißausbrüche, Schlafstörungen, Linderung bei schmerhaften Unterleibsbeschwerden während der Menstruation. Da viele Frauen hinsichtlich möglicherweise negativer Auswirkungen einer Hormonersatztherapie besorgt sind, rücken die Phytoöstrogene vor allem aus dem Rotklee wieder ins Bewusstsein. Weitere Erfahrungsberichte aus der naturheilkundlichen Praxis belegen die Wirksamkeit von Rotkleezubereitungen auch beim prämenstruellen Syndrom (PMS) sowie bei geschwollenen Drüsen der Brust oder bei Lymphstau. Rotklee kann zudem die Therapie bei erhöhten Cholesterin- und Triglizeridspiegeln wie auch die Behandlung einer Arteriosklerose unterstützen.

Sammeltipps: Ernten Sie an einem Ort mit wenig Schadstoffbelastung und vor allem die Blüten. Bitte beachten Sie bei der Zubereitung von Rotklee, dass die hormonaktiven Isoflavone hitzeempfindlich sind, weshalb die klassische Teezubereitung weniger nützlich ist. Möchten Sie Rotklee verwenden, um die Leber zu schützen und zu stärken, können Sie einen Teeauszug aus Blättern und Blüten herstellen, da hier die Bitterstoffe die entscheidenden Wirkstoffe sind. Rotkleepräparate sind derzeit nur als Nahrungsergänzungsmittel auf dem Markt.

Zubereitungen mit Rotklee für Frauen bei

- Hitze und Schweißausbrüchen
- schmerzhafter Menstruation
- prämenstruellem Syndrom (PMS)
- trockenen Schleimhäuten im Vaginalbereich
- Schmerzen beim Geschlechtsverkehr
- der Prophylaxe von Osteoporose

Gut zu wissen

Im Gegensatz zu Soja ist die hormonelle Wirkung von Rotklee besser bioverfügbar und hat damit eine höhere Wirksamkeit und auch eine bessere Verträglichkeit. Durch mehrere Studien ist belegt, dass Rotklee besonders gut wirksam bei Hitze und Schweißausbrüchen wirksam ist.

Allgemeine Hinweise

Vor allem bei Langzeitanwendung und bei hoher Dosierung isolierter Isoflavone, die derzeit als Nahrungsergänzungsmittel angeboten werden, sind nach heutigem Wissenstand Nebenwirkungen nicht auszuschließen. Unter Umständen können das Brustgewebe und die Gebärmutterschleimhaut negativ beeinflusst werden und vor allem bei einem Jodmangel die Schilddrüse zur Kropfbildung neigen. Lediglich für Frauen, die sich schon in der Postmenopause befinden, scheint die Anwendung von standardisierten Extrakten bis zu 80 Milligramm täglich sicher zu sein. Bitte besprechen Sie sich hier individuell mit Ihrem Arzt oder Heilpraktiker.

Insbesondere Frauen, die an einem hormonell bedingten Brustkrebs oder anderen hormonell verursachten Krebsleiden erkrankt sind, sollten nur nach ärztlicher Rücksprache Rotkleezubereitungen einnehmen. Verschiedene Gremien befürworten in diesen Fällen derzeit die Einnahme von Nahrungsergänzungsmitteln mit isolierten Isoflavonen nicht.

Zum Selbermachen

Bewährte Rezepturen

Rotkleetee

Für die Teezubereitung, beispielsweise zur Leberpflege, brauchen Sie lediglich 1 TL getrocknetes Kraut (Blüten und Blätter), das Sie mit 250 ml siedendem Wasser übergießen. 5 Minuten ziehen lassen und danach abseihen und genießen.

Rotkleetinktur

Sie hilft, die Knochendichte zu stabilisieren und bei lästigen Hitzewallungen. Ernten Sie zunächst Blütenköpfchen des Rotklees und verlesen Sie die Ernte. 1 Handvoll der Blüten in ein ausgekochtes Schraubglas füllen und mit der fünffachen Menge an hochprozentigem Schnaps (Doppelkorn mit mindestens 38 Prozent Alkohol) übergießen. Lassen Sie den Ansatz auf der Fensterbank gut zwei Wochen durchziehen, ehe Sie ihn abseihen. Anschließend in lichtgeschützte Braunglasflaschen umfüllen, beschriften und mit Datum versehen. Die Tinktur ist maximal ein Jahr haltbar. Bei Beschwerden bis zu dreimal täglich 20 Tropfen in etwas Wasser gelöst einnehmen.

Rotkleesalbe befeuchtet die trockene Scheide

Sie benötigen:
3 EL frische Rotkleeblüten
100 ml Mandelkernöl
20 g Kakaobutter
20 g Bienenwachs
3 Tropfen ätherischen Rosenöls

Zunächst einen Ölauszug aus den Rotkleeblüten herstellen: Die verlesenen Blüten in ein Schraubglas füllen und zwei Wochen in dem Mandelkernöl ausziehen lassen. Währenddessen das Glas täglich wenden. Anschließend das Ölgemisch durch einen Filter gießen und die aufgefangenen Blütenreste gut ausdrücken. Nun die Kakaobutter und das Bienenwachs im Wasserbad erhitzen, bis es schmilzt. Jetzt das Ölgemisch einrühren und anschließend auskühlen lassen. Wenn das Gemisch bereits deutlich abgekühlt ist, wird das reine ätherische Rosenöl hinzugefügt. Die nun fertige Salbe in kleine Cremetiegel abfüllen und bis zur Verwendung im Kühlschrank aufbewahren. Tipp: Die Döschen mindestens eine Stunde vor Gebrauch aus dem Kühlschrank nehmen und auf Zimmertemperatur erwärmen. Mit einem Holzspatel etwa eine kirschkerngroße Menge entnehmen und die Salbe auf die empfindlichen Schleimhäute auftragen. Die Salbe ist gut drei Monate haltbar.

Rotkleepesto für das Wohlbefinden

Schmackhafte Küchenrezepte mit einem hohen Anteil frischer Kräuter sind generell gute Quellen für Ihre Versorgung mit Mineralien, Vitaminen und sekundären Pflanzenstoffen.
Sie benötigen für 1 Glas (150 ml):
1 große Handvoll Rotkleeblätter
100 ml natives Olivenöl
25 g Saaten (z. B. Sonnenblumenkerne)
zum Abschmecken einige Spritzer Zitrone
Salz, Pfeffer

Die Zubereitung des Pestos ist denkbar einfach: den Rotklee verlesen und waschen. In einer heißen Pfanne die Sonnenblumenkerne ohne Fett leicht anrösten. Den Rotklee, das Olivenöl und die Würzmittel mixen. Anschließend die Sonnenblumenkerne zum Gemisch geben und die Masse nochmals kräftig durchmixen. Das Rotkleepesto schmeckt als herzhafter Brotaufstrich und passt auch gut zu Nudelgerichten. Im Schraubglas aufbewahrt und im Kühlschrank gelagert ist das Pesto mehrere Wochen haltbar, sofern alle Teile mit Öl bedeckt sind.

Salbei – *Salvia officinalis*: natürlich cool bleiben

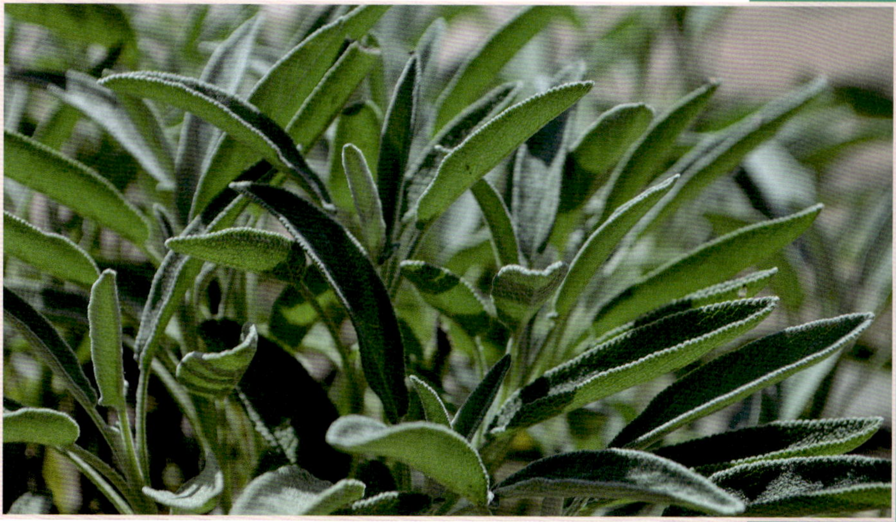

Wenn eine Pflanze den botanischen Gattungsnamen Salvia trägt, dann muss es sich um eine sehr potente Pflanzenmedizin handeln. Denn Salvia leitet sich vom lateinischen Wort *salvare* ab. Und das bedeutet heilen oder retten. Der mächtigen Pflanze wurde einst nachgesagt, dass ihre Heilkräfte nur der Tod bezwingen kann. „Warum soll der Mensch sterben, dem Salbei im Garten wächst?“, war einst ein Merksatz an der Schule von Salerno – einem medizinischen Zentrum im Mittelalter, in der Frauen sowohl als Studenten wie auch als Dozenten zugelassen waren.

Bei Salbei handelt es sich aus botanischer Sicht um ein Lippenblütengewächs, das in der Mittelmeerregion beheimatet ist. Die Gattung Salvia zählt um die 1.000 verschiedene Arten und nur *Salvia officinalis* hat die spezifische Wirkung beispielsweise zur Schweißhemmung. Andere Salbeiarten, wie zum Beispiel der bekannte Muskatellersalbei, sind in der überlieferten Heilkunde auch bekannt. Er wurde etwa häufiger den Liebestränken beigemischt.

Die Inhaltsstoffe: Heute weiß man, dass die Blätter etwa 60 verschiedene Inhaltsstoffe enthalten. Der würzige Geruch stammt von den ätherischen Ölen aus den Drüsenhaaren des Blattes. Das Öl enthält hauptsächlich Thujon, Pinen, Terpen und Kampfer. Medizinisch wirksam sind außerdem Gerb- und Bitterstoffe, Flavonoide, Phenolglykoside, Vitamin C sowie die bakterienabtötende Ursolsäure.

Salbei wurde vermutlich schon in der griechischen Antike kultiviert. Seinen betörenden Duft soll er als Dank von der Liebes- und Schönheitsgöttin Aphrodite erhalten haben, die Schutz unter der Pflanze fand bei ihrer Flucht vor Gottvater Zeus. Als dieser von dem Versteck erfuhr, ließ er die Sonne auf den Salbei brennen, worauf Aphrodite den Salbei zu seinem Schutz mit samtig dicken Blättern ausstattete. In der Pflanzensymbolik steht Salbei daher unter anderem auch für Rettung, Erlösung, ewiges Leben und die weibliche Kraft der Wandlung. Vermutlich brachten bereits die römischen Gesandten den Halbstrauch über die Alpen mit in unsere Region. Jedenfalls wurde er auf Anordnung des Königs von Franken, Karl der Große (742 bis 814), bereits im neunten Jahrhundert in Klostergärten gezogen. Und es gibt kaum eine medizinische Indikation, gegen die das Kraut nicht in den historischen Kräuterbüchern gelistet wird. Als stark riechende Pflanze war sie auch eine Zauberpflanze ersten Ranges, mit der man Dämonen verscheuchte, den bösen Zauber löste, diente als Bestandteil von Elixieren zur Lebensverlängerung oder auch, um die Fortpflanzung zu stärken. Salbei sollte gerne dort blühen, wo die Frau das Regiment im Haus hatte, erzählte man sich in England.

Vor allem die schweißhemmende Wirkung des Salbeis macht ihn so beliebt.

In der Frauenheilkunde nutzt man das gesamte Spektrum gesundheitsfördernder Effekte aus dem Salbei aus. Vor allem bei Hitzewallungen und Schweißausbrüchen, denn: Die Arzneipflanze kann zur Wärmeregulation beitragen und übermäßiges Schwitzen dadurch effektiv gebremst werden. Oft kommen zu den Schweißausbrüchen noch eine ängstliche oder übermäßige Erregung, Unruhe oder ein rotes Gesicht hinzu. Wenngleich hier noch andere Heilpflanzen (z. B. die Passionsblume) wertvolle Dienste leisten können, ist Salbei in allen Fällen meist die richtige Pflanze.

Neben der innerlichen Anwendung als Tee oder Tinktur sind dabei auch Abwaschungen mit dem Sud, zum Beispiel in den Achselhöhlen oder an den Fußsohlen, sehr effektiv. Die schweißhemmende Wirkung ist sehr wahrscheinlich den enthaltenen Gerbstoffen und östrogenähnlichen Stoffen zu verdanken. Die wissenschaftlich begründete Medizin hat die schweißhemmende Wirkung mittlerweile bestätigt: 50 Prozent weniger lästige Schweißproduktion sind durch regelmäßige Salbeianwendungen durchaus erreichbar, belegen verschiedene Untersuchungen. Falls die Schweißattacken jedoch so massiv sein sollten, dass Sie nachts die Kleidung wechseln müssen, dann sollten Sie sich immer mit einem Frauenarzt oder dem Heilpraktiker besprechen, der mit der Anwendung von bioidentischen Hormonen vertraut ist. Weitere Anwendungsmöglichkeiten von Salbei, die man aus der Erfahrungsmedizin kennt: unregelmäßige Regelblutung, Kopfschmerzen und weitere prämenstruelle Symptome wie Wassereinlagerungen. All diese Beschwerden werden mit hormonellen Schwankungen in Verbindung gebracht. Salbei soll hier das Ungleichgewicht im Zyklus ausgleichen und harmonisieren.

Für das ätherische Salbeiöl wurde aber auch eine Wirkung gegen den Hefepilz Candida nachgewiesen. Ebenso eine entzündungshemmende Wirkung, die Sie möglicherweise von den Gurgellösungen mit Salbei bei Entzündungen im Mund- und Rachenraum kennen. Bei diesen Beschwerden gehört Salbei zu den traditionell häufig genutzten Anwendungen, denn die ätherischen Öle der Pflanze verfügen unter anderem über desinfizierende und krampflösende Eigenschaften. Darüber hinaus gilt:

Die antimikrobiellen Eigenschaften sind auch bei Scheideninfektionen hilfreich.

Sind Sie häufiger von Scheidenpilzinfektionen geplagt, sollten Sie neben einer entzündungshemmenden Diät mit wenig Kohlenhydraten und Zucker und viel milchsauer vergorenen Lebensmitteln auch an Waschungen der äußeren Genitalien mit einem Salbeisud denken.

Sammeltipps: Der echte Salbei blüht von Mai bis August mit der typischen Lippenform und meist in blauvioletter Farbe. Falls Sie Salbei im Garten haben: Der beste Erntezeitpunkt für die Blätter ist vor der Blüte. Für die kalte Jahreszeit können Sie die Blätter trocknen und gut verschlossen in dunklen Gläsern aufbewahren. So geht wenig von dem Aroma verloren. Maximal bis zur nächsten Ernte sind die Blätter dann haltbar.

Zubereitungen mit Salbei für Frauen bei

- Hitze und übermäßiger Schweißbildung (am Tag und in der Nacht)
- prämenstruellem Syndrom
- unregelmäßigen Blutungen
- Scheidenpilzinfekten

Gut zu wissen

Salbei ist wegen der leicht östrogenen Wirkung zur Behandlung von Hitzewallungen und Schweißausbrüchen geeignet. Durch seine Wirkung auf das Nervensystem kann sich auch die Gedächtnisleistung verbessern sowie eine Übererregbarkeit reduziert werden. Insgesamt hat die Kommission E – eine wissenschaftliche Sachverständigenkommission für pflanzliche Arzneimittel des Bundesinstituts für Arzneimittel und Medizinprodukte (BfArM) in Deutschland – die Anwendung von Salbei bei vermehrter Schweißproduktion befürwortet, ebenso bei Funktionsstörungen des Magendarmtrakts und bei Entzündungen der Mund- und Rachenschleimhaut.

Allgemeine Hinweise

Frauen in der Stillzeit sollten nur dann Salbeizubereitungen verwenden, wenn sie deutlich zu viel Milch produzieren, denn Salbei hemmt den Milchfluss und ist eine traditionelle Pflanzenarznei zum Abstillen. Ebenso sollten schwangere und stillende Frauen wegen des Thujongehaltes auf Salbeianwendungen – insbesondere auf die Verwendung des reinen ätherischen Öls und alkoholischer Auszüge – verzichten. Überdosierungen können zu Wärme, Schwindel und erhöhter Herzfrequenz führen.

Bewährte Rezepturen

Zum Selbermachen

Salbeitee bei generalisiertem Schwitzen und Pilzinfektionen

1 TL geschnittene Salbeiblätter mit 250 ml siedendem Wasser übergießen, 10 Minuten zugedeckt ziehen lassen, abseihen. Den Tee zuerst abkühlen lassen, ehe Sie ihn genießen. Davon zwei bis drei Tassen täglich über einen Zeitraum von zwei bis vier Wochen trinken. Gegen Nachtschweiß sollten Sie eine Tasse des kühlen Tees etwa eine Stunde vor dem Schlafengehen trinken. Bei einer Neigung zu Pilzinfektionen der sensiblen Vaginalschleimhäute können Sie einen starken Tee mit der doppelten Menge an Salbeikraut ansetzen, diesen abkühlen lassen, einen Waschlappen damit tränken, durch Ausdrücken abtropfendes Wasser ablaufen lassen und den Lappen im äußeren Genitalbereich als Kompresse verwenden. Nach spätestens 20 Minuten die Kompresse mit einem frischen Lappen erneuern und, um eine Keimverschleppung zu vermeiden, die benutzen Waschlappen anschließend bei 90 °C in der Waschmaschine auswaschen.

Salbeitinktur: stärker wirksam bei Schweißattacken

1 Teil zerkleinerte Salbeiblätter mit 5 Teilen 45-prozentigem Alkohol übergießen und für zwei Wochen in einem sauberen Schraubglas ansetzen. Anschließend abfiltrieren und in lichtgeschützte Braunglasflaschen abfüllen. Davon zwei- bis dreimal täglich 15 Tropfen gelöst in etwas Wasser einnehmen.

Kühlende Salbeiessigwaschung zur Schweißhemmung

1 Handvoll Salbeiblätter ernten, verlesen und grob zerkleinern. Nun damit ein großes sauberes Schraubglas füllen und mit 750 ml Apfelessig aus biologischem Anbau übergießen. Das Gemisch zwei Wochen ziehen lassen und täglich wenden und dann die Blätter durch ein Sieb abseihen. Bei Schweißausbrüchen einen Waschlappen mit dem Salbei-Essig-Gemisch tränken und damit die Achseln, das Dekolleté und die Unterarme abwaschen.

Salbei als Badezusatz gegen Schweißfüße

Bereiten Sie aus 6 TL Salbeikraut und 500 ml siedendem Wasser einen kräftigen Sud zu, lassen Sie diesen 8–10 Minuten ziehen. Abseihen und nach dem Abkühlen damit die Füße waschen oder den Sud dem Fußbad zugeben.

Schachtelhalm – *Equisetum arvense:* der Bindegewebsprofi

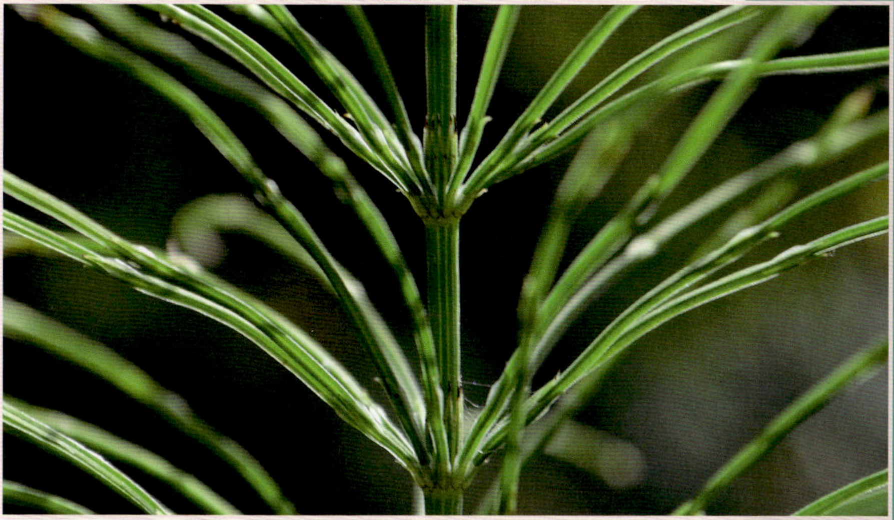

Eine der ältesten Pflanzen des Planeten: der Ackerschachtelhalm.

Der tannenbaumartig aussehende Schachtelhalm ist ein pflanzliches Relikt aus der Urzeit. Schachtelhalme besiedelten unseren Planeten bereits, als noch die Dinosaurier über die Erde herrschten. Der Ackerschachtelhalm ist ein Nachfahre von Pflanzen, die in der Karbonzeit bis zu 30 Meter hochwuchsen. Aus ihren Überresten entstand die Steinkohle, die beispielsweise heute noch im Ruhrgebiet tief in der Erde lagert. Mit 30 bis 40 Zentimetern Höhe ist der Schachtelhalm quasi nur noch eine Zwergenform davon. Kurz nach der Schneeschmelze treibt die rötliche bis hellbraune Sporenähre mit grünlichem Sporenstaub aus. Im Sommer wachsen daraus grüne tannenbaumähnliche Pflanzen. Die Sommerwedel sind gerippt, hohl, verschachtelt und haben dunkelgrüne quirlförmig angeordnete Äste. Bei alledem bevorzugt der Schachtelhalm feuchte, verdichtete und lehmige Böden und wächst bis in 2.000 Meter Höhe. Tief unter der Erde ist er mit einem weit verzweigten und wasserführenden Wurzelwerk verankert. Die feinen Wurzeln lösen auch Silikate aus dem Boden. Der gelöste Kiesel wird von der Pflanze zum Teil wieder ausgeschieden und ist der Grund, warum sich die Oberfläche rau anfühlt. Die Gestalt des Ackerschachtelhalms ist insgesamt ungewöhnlich und ähnelt der menschlichen Wirbelsäule.

Manche kennen den Ackerschachtelhalm auch unter dem Namen Zinnkraut, weil sich die raue Oberfläche der Blätter gut zum Reinigen von Zinn eignet. In einigen Regionen wird er auch als Pferdeschwanz und in England als *horsetail flower* bezeichnet – wohl wegen der Ähnlichkeit zum Pferdeschweif.

Kieselsäure – wichtig für den Aufbau von Knochen, Zähnen, Haaren und Nägeln.

Die Inhaltsstoffe: Zinnkraut gehört zu den Pflanzen mit dem höchsten Kieselsäuregehalt. Dabei handelt es sich um eine organische Form von Silizium. Und sicherlich haben Sie schon einmal gehört, dass Silizium für Haare, Nägel und etwa auch die Sehnen eine Rolle spielt. Dazu kommen Flavonoide, Mineralien wie Kaliumsalze und Mangan, Saponine und Alkaloide. Diese besondere Stoffkombination in der Pflanze begründet ihre gewebsstabilisierenden und immunstärkenden Eigenschaften. Andere Schachtelhalmarten dagegen haben keine Heilkräfte und sind sogar giftig.

Falls Sie zu den Gärtnerinnen gehören, die den Schachtelhalm bislang als hartnäckiges Unkraut erlebt haben, kann ich vielleicht dazu beitragen, den Blickwinkel etwas zu verändern. Und so leicht lässt er sich übrigens auch nicht bekämpfen, denn er wurzelt tief und vermehrt sich ungeschlechtlich über Sporen, also nicht über Blüten und Früchte. Wenn sich eine Heilpflanze im heimischen Garten häufiger zeigt, dann hat das auch etwas mit den Beschwerden der Anwohner zu tun. Solch ähnliche Formulierungen habe ich häufiger in den alten Kräuterbüchern gelesen und sie selbst anfangs belächelt. Heute empfehle ich bei viel Unkraut im Garten, den Blick auf die Heilkräfte der betreffenden Kräuter zu werfen. Meine Erfahrung aus der Praxis: Tatsächlich ist meist ist die richtige Pflanze gegen Beschwerden der Bewohner des Hauses dabei.

In Deutschland sind alleine rund sechs bis sieben Millionen Menschen von Osteoporose, im Volksmund dem Knochenschwund, betroffen. Vor allem Frauen nach der Menopause und mit niedrigen Östrogenspiegeln neigen zur Osteoporose oder auch Bandscheibenproblemen. Hier kann eine kurmäßige Anwendung mit Zinnkrauttee oder die Einnahme der Tinktur diesen fortschreitenden Prozess aufhalten (siehe Rezepturen). Das Kraut eignet sich zur Langzeitanwendung und kann getrost über zwölf Wochen ein- bis zweimal jährlich angewendet werden. Eine vitalstoffreiche Ernährung, regelmäßiges Sonnentanken und täglich ausreichende körperliche Bewegung gehören selbstverständlich auch zu einer naturheilkundlichen Therapie der Osteoporose. Erst die Kombination vieler Maßnahmen kann ihr Fortschreiten eindämmen.

Sammeltipps: Möchten Sie den Ackerschachtelhalm selbst sammeln, dann sollten Sie ihn auch genau kennen. Er kann leicht mit dem giftigen Sumpfschachtelhalm verwechselt werden. Und an feuchten Standorten kommen beide Pflanzen häufiger gemeinsam vor. Wenn Sie sich unsicher sind, dann nehmen Sie ein Bestimmungsbuch mit oder kaufen das getrocknete Kraut am besten in der Apotheke. Die Erntezeit beginnt Mitte Mai und dauert bis in den Juli hinein. Da die unteren Abschnitte häufiger mit Pilzen befallen sind, sollten Sie nur das obere Drittel mit der Schere abschneiden und kopfüber zum Trocknen aufhängen. Ich verwende nur die dünnen Blätter, die ich mit einem Messer kleinhacke. Zur Aufbewahrung in Schraubgläser füllen und beschriften.

Zubereitungen mit Ackerschachtelhalm für Frauen bei

- Bindegewebsschwäche
- Neigung zu Cellulite
- Blasensenkung
- Gebärmuttervorfall
- der Prophylaxe von Osteoporose
- brüchigen Haaren und Nägeln

Gut zu wissen

Schachtelhalmzubereitungen werden oft zur Durchspülungstherapie bei Nieren- und Blasenproblemen empfohlen. Ich sehe darin nicht das große Heilpotenzial, denn dafür gibt es meines Erachtens effektivere Pflanzen, zum Beispiel die Brennnessel oder Goldrute. Insgesamt hat der Schachtelhalm dennoch eine immunstärkende Wirkung und verhindert so auch das Auftreten von Infekten.

Allgemeine Hinweise

Schachtelhalmanwendungen sind in der Regel sehr gut verträglich. Lediglich bei bekannter Herzschwäche oder Nierenfunktionsstörungen sollten Sie keine Durchspülungstherapie durchführen, um die Organe nicht zu überlasten.

Für die Anwendung während der Schwangerschaft und Stillzeit sowie bei Kindern unter zwölf Jahren liegen noch keine Erkenntnisse zur Unbedenklichkeit vor.

Zum Selbermachen

Bewährte Rezepturen

Schachtelhalmtee für kräftiges Bindegewebe und starke Knochen

Übergießen Sie 1–2 TL des getrockneten und zerkleinerten Kraus mit 250 ml kaltem Wasser. Das Gemisch zum Kochen bringen und 15 Minuten weiter köcheln lassen. Gießen Sie den Tee anschließend durch ein Sieb und trinken Sie zwei- bis dreimal täglich eine Tasse von dem frisch zubereiteten Tee zwischen den Mahlzeiten.

Schachtelhalmtinktur: die Alternative zum Tee

Den Schachtelhalm kleinschneiden, antrocknen lassen und in ein verschließbares Gefäß füllen. Mit hochprozentigem Alkohol (Wodka, Doppelkorn) im bewährten Verhältnis 1:5 übergießen. Den Ansatz vier Wochen durchziehen lassen und das Glas täglich wenden. Dann durch einen Kaffeefilter oder ein feines Leinentuch filtern. In dunkle lichtgeschützte Flaschen füllen und beschriften. Von der Tinktur werden dreimal täglich bis zu 20 Tropfen in etwas Wasser verdünnt eingenommen. Die Tinktur ist bis zur nächsten Ernte haltbar.

Sitzbad mit Schachtelhalm zur Festigung von Bändern und Bindegewebe

5 EL Schachtelhalmkraut mit 1 l Wasser überbrühen. Den Ansatz 30 bis 60 Minuten auf kleiner Flamme köcheln lassen, abseihen und dem vorbereiteten Badewasser zusetzen. Die Temperatur sollte zwischen 34 und 37 °C liegen, die Badedauer 30 Minuten nicht überschreiten.

Umschläge bei Bindegewebsschwäche und Cellulite

Stellen Sie, wie oben im Teerezept beschrieben, einen Sud her und lassen Sie ihn etwas abkühlen. Tränken Sie ein ausgekochtes Baumwolltuch mit dem Sud. Überschüssiges Wasser auswringen und den Umschlag täglich für 20 Minuten auf die Haut legen.

Schafgarbe – *Achillea millefolium*: reguliert Menstruationsbeschwerden

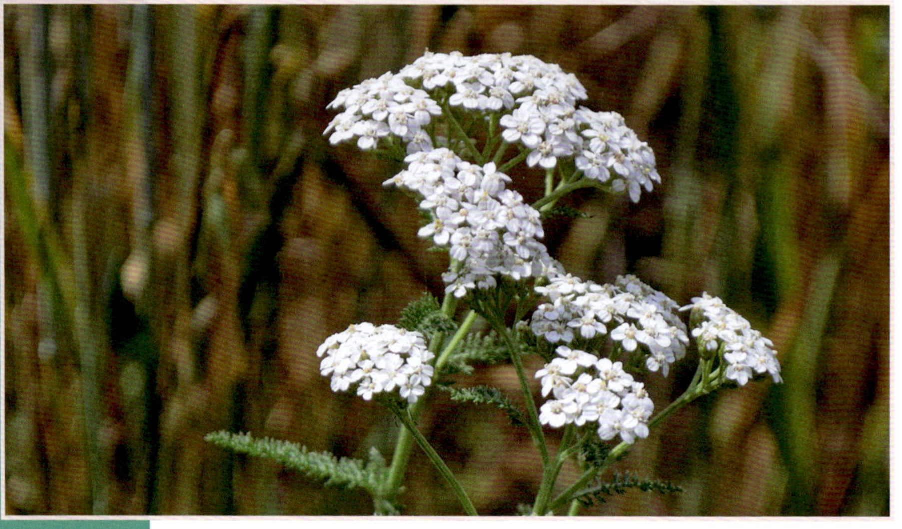

Krampflösend und hormonregulierend – die Schafgarbe gilt als klassische Heilpflanze.

Ohne Zweifel gehört die Schafgarbe zu den bekanntesten Wildkräutern. Zur Hauptblüte im Sommer ragt sie mit ihren weißen oder zartrosa Blütenständen meist aus trockenen Wiesen, Wegrändern oder Böschungen hervor. Im Altertum war sie eine hochgeschätzte Heilpflanze. Alle großen Heilkundigen, wie etwa der berühmte griechische Arzt Dioskurides oder der römische Gelehrte Plinius der Ältere – bekannt für sein naturheilkundliches Werk Naturalis historia –, nutzten die Schafgarbe nicht nur als Wundkraut, sondern auch als Frauenheilkraut. Den Merksatz „Schafgarb im Leib, tut wohl jedem Weib" kannte man landauf, landab.

Die zahlreichen Volksnamen der Schafgarbe kann ich jetzt gar nicht alle aufzählen, aber so viel: Der altdeutsche Name Garbe kann übersetzt werden mit: die Heilende. Etwas poetischer klingt dann schon die Augenbraue der Venus. Hat die Pflanze doch zart gefiederte Blätter, die aus tausend Einzelblättchen bestehen, womit sie sich schließlich als Frauenkraut outet. Die Liebesgöttin Venus, im griechischen Kontext Aphrodite genannt, wird auch mit erotischen Freuden und Schönheit assoziiert oder als die Schaumgeborene dargestellt. Und so präsentiert sich die Schafgarbe auch auf den Wiesen: Wie mit kleinen Schaumnestern überzogen wirkt eine von Schafgarbenbeständen besiedelte Trockenwiese aus der Ferne. Schönheit und Robustheit zeichnen das Korbblütengewächs also aus. Es sind winzig kleine Blüten, die in ihrer Gesamtheit eine Scheindolde bilden. Meist sind sie weiß bis cremefarben, einige stechen jedoch durch einen sanften Rosaton hervor.

Die Inhaltsstoffe: Im blühenden Kraut sind zahlreiche Stoffe identifiziert worden, darunter ätherische Öle mit einem hohen Anteil an Proazulen sowie Kampfer und Cineol. Hinzu kommen Bitterstoffe, Flavonoide, Cumarine, Phenolcarbonsäuren, Gerbstoffe, Salicylsäure, Sterine und verschiedene Mineralien. Und erst diese Gesamtkomposition bewirkt die typischen pharmakologischen Heileigenschaften: Krampflösend, hormonregulierend, blutungsstillend, antibakteriell, verdauungsfördernd und wundheilungsfördernd wirken Zubereitungen aus der Schafgarbe.

Immer dann, wenn Sie unter schmerzhaften, zu starken, zu langen und zu häufigen Monatsblutungen leiden, können Sie ein Schafgarbenrezept probieren. Vor allem hellrote Blutungen sind hier die Domäne. Diese Beschwerden sind recht häufig vor allem zu Beginn der Wechseljahre, wenn die Gestagenproduktion nachlässt. Dann ist eine sanfte Regulationsmedizin für mich das Mittel der Wahl. Die schulmedizinisch verordneten Präparate sind für diese Form der Anwendung aus meiner Sicht meist viel zu hoch dosiert und bergen auch deshalb nicht zuletzt das Risiko unerwünschter Nebenwirkungen und Langzeitfolgen. Allerdings kann die blutstillende Wirkung der Schafgarbe auch ins Gegenteil kippen, wenn die Dosierung zu hoch gewählt wird: Während

Sitzbäder mit Schafgarbe werden bei Unterbauchbeschwerden empfohlen.

zwei Tassen Schafgarbentee oft die Beschwerden deutlich lindern, können bei drei bis vier Tassen täglich die Blutungen deutlich zunehmen.

Und sollten Sie unter Lustlosigkeit auf Sex leiden, dann träufeln Sie doch mal 25 Tropfen der Schafgarbentinktur etwa eine Stunde vor dem geplanten Liebesspiel auf die Zunge. In anderen Kulturkreisen, wie beispielsweise bei den Navajoindianern, sind die aphrodisierenden Eigenschaften seit Generationen bekannt. Schafgarbenzubereitungen sind auch ein traditionelles Anti-Aging-Mittel, denn regelmäßige Waschungen der Haut mit dem Teeaufguss festigen und kräftigen die Haut. Zudem kurbeln die Bitterstoffe die Gallen- und Bauchspeicheldrüsenproduktion mächtig an, somit kann zum Beispiel Fettes besser verdaut werden. Durch den Gehalt an ätherischem Öl haben Fäulnisbakterien wie auch Candidahefepilze kaum eine Chance, sich groß auszubreiten. Daneben sind in verschiedenen bedeutenden Kräuterbüchern weitere und schier endlos zu lesende Indikationen gelistet: bei Hämorrhoiden, zur Bindegewebsfestigung, Bauch- und Gallenkoliken bis hin zu rheumatischen Beschwerden und zur Blutreinigung wurde die Heilpflanze in frühen Zeiten erfolgreich verwendet.

Sammeltipps: Die meiste Heilkraft hat das Schafgarbenkraut, das im Sommer zur Mittagszeit geerntet wird. Dann lagert die Garbe in allen Pflanzenteilen viel ätherisches Öl ein. Am besten das Kraut eine Handbreit über der Erde schneiden, bündeln und an einem gut belüfteten und schattigen Plätzchen kopfüber zum Trocknen aufhängen. Möchten Sie das Kraut mit der Hand ernten, werden Sie die Robustheit der Pflanze bemerken, denn die Stängel sind faserig und zäh und lassen sich kaum pflücken, ohne die Wurzel mit herauszuziehen.

Zubereitungen mit Schafgarbe für Frauen bei

- starken Blutungen mit Krämpfen und hellrotem Blut
- Libidoverlust (natürliches Aphrodisiakum)
- schlaffem Bindegewebe
- zu langen oder kurzen Zyklen

Gut zu wissen

Die Schafgarbe kann Beschwerden aufgrund von Hormonschwankungen lindern und ist insgesamt ein gut verträgliches und nebenwirkungsarmes Heilkraut.

Es gibt nur wenige Menschen, die insbesondere bei Sonneneinstrahlung allergische Reaktionen auf die Schafgarbe bekommen können. Sollten sich auf der Haut Rötungen oder Schwellungen zeigen, wenn Sie mit einem frischen Pflanzenblatt darüberreiben, sollten Sie keine Schafgarbenzubereitungen verwenden.

Allgemeine Hinweise

Schafgarbenzubereitungen sind viel erprobte Rezepturen bei Krämpfen und starken Monatsblutungen. Sollten sich die Beschwerden jedoch nach kurzer Zeit nicht bessern, Sie gar Fieber oder Schüttelfrost entwickeln, dann suchen Sie bitte umgehend einen Arzt auf.

Bewährte Rezepturen

Zum Selbermachen

Schafgarbentee bei Unterleibsbeschwerden und starken Blutungen

Für eine Tasse Schafgarbentee benötigen Sie 1–2 TL getrocknetes Kraut, das Sie mit 250 ml siedendem Wasser übergießen. 5–10 Minuten durchziehen lassen, abseihen und täglich bis zu drei Tassen genießen.

Schafgarbentinktur: schnelle Hilfe

Tinkturen sind immer dann von Vorteil, wenn eine schnelle Hilfe gebraucht wird, in diesem Fall bei Krämpfen und starken Blutungen. Tinkturen wirken deutlich stärker als die Teezubereitung und dürfen deshalb nicht überdosiert werden. Sie benötigen lediglich 1 Handvoll verlesene Scharfgarbenblüten und -blätter. Alle Pflanzenteile kleinschneiden und mit der bewähren Mischung 1:5 einen Teil Kraut mit fünf Teilen hochprozentigem Alkohol ansetzen (Doppelkorn oder Weingeist) und in ein ausgekochtes Schraubglas geben. Diesen Ansatz zwei Wochen durchziehen lassen, danach abseihen. Nun die fertige Tinktur in lichtgeschützte Braunglasflaschen füllen, beschriften und bei Bedarf bis zu dreimal täglich davon 10–20 Tropfen gelöst in etwas Wasser einnehmen. Die Haltbarkeit beträgt sicher ein Jahr oder gar länger.

Schafgarbensitzbad: Wohltat für den Unterleib

50 g getrocknetes oder 100 g frisches Schafgarbenkraut mit 2 l siedendem Wasser übergießen, 20 Minuten ziehen lassen, abseihen und den starken Sud zusammen mit wohl temperiertem Wasser in eine Sitzwanne kippen. Vorher die Temperatur auf die individuelle Verträglichkeit überprüfen und dann das warme Wasser mit dem entkrampfenden Zusatz genießen.

Einreibungen bei Bauchkrämpfen

2 Handvoll Schafgarbenblüten in der Mittagssonne ernten, verlesen, kleinzupfen und in eine Weithalsflasche füllen. Mit Sonnenblumenöl übergießen, bis das Kraut vollständig bedeckt ist. Verschließen und mindestens zwei Wochen an die sonnige Fensterbank stellen, das Glas täglich wenden. Nun das Öl mittels eines Teesiebs von den Feststoffen trennen und in einer Schüssel auffangen. Das mit Öl vollgesogene Kraut ausdrücken und den Ölauszug in die Flasche füllen. Er ist etwa ein Jahr haltbar und kann bei Bedarf auf die Bauchdecke einmassiert werden.

Traubensilberkerze – *Cimicifuga racemosa:* lösen und entkrampfen

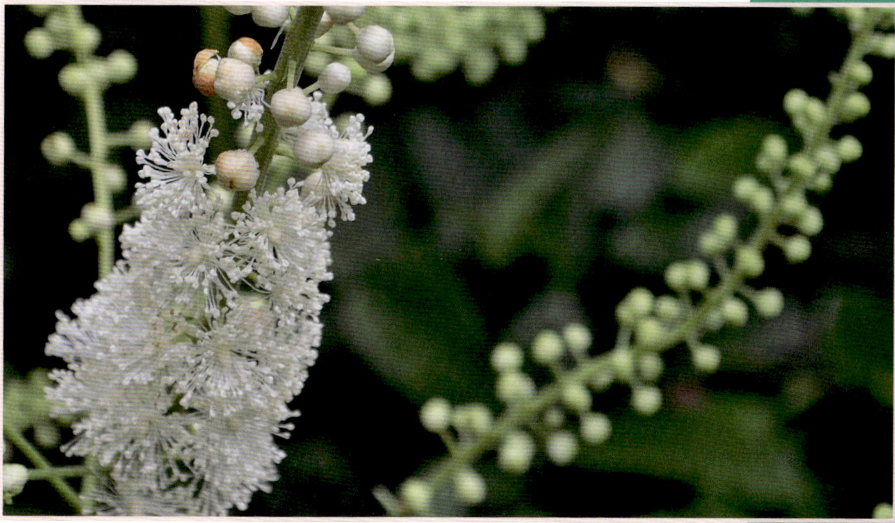

Ganz hinten rechts im Garten steht bei mir eine Pflanze, die mir Jahr für Jahr erst in den Sommermonaten auffällt, da sie dann alle anderen Pflanzen überragt und mit silbrig schimmernden Blüten, an einer Traube wachsend, leuchtet. Wie sie dahingekommen ist, weiß ich nicht – gepflanzt habe ich sie nicht. Während der Blütezeit sieht die Traubensilberkerze einer Kerze tatsächlich recht ähnlich, ist jedoch eigentlich in den USA und im Osten Kanadas beheimatet und zählt zu den Hahnenfußgewächsen, von denen ja bekanntlich einige giftig sind.

Die Traubensilberkerze liebt den Halbschatten oder ein schattiges Plätzchen, wächst bis zu 1,80 Meter in die Höhe, hat zwei- bis dreifach gefiederte Blätter und obenauf die beschriebene silbrig weiße, meist überhängende und kerzenartige Blütentraube. Ihre Blütezeit beginnt bereits im Juni, die Hauptblüte reicht dann bis in den August und September hinein. Ihr Duft ist schwer und süß, manche empfinden ihn als unangenehm und wanzenartig und vermuten darin als Grund eine im Pflanzenreich weit verbreite Abwehrstrategie, um schädliche Insekten fernzuhalten. Der botanische Name *Cimicifuga* leitet sich ab von den lateinischen Wörtern *cimex* = Wanze und *fuga* = vertreiben.

Die Inhaltsstoffe: Die heilwirksamen Stoffe befinden sich im Wurzelstock. Das harzhaltige Cimicifugin und das Racemosin, ein Bitterstoff, gehören zu den Hauptwirkstoffen. Weitere Inhaltsstoffe wie beispielsweise Triterpenglykoside, Phenylpropanoide oder Flavonoide wurden ebenfalls isoliert. Und wie so oft im Pflanzenreich: Erst das natürliche Zusammenspiel dieser Stoffe bedingt die Heilwirkung. Wobei: Wie genau die Traubensilberkerze wirkt, ist bis heute noch nicht vollständig geklärt, obgleich die Studienergebnisse in den letzten Jahren deutlich zugenommen haben. Vermutlich gibt es ein Rückkoppelungssignal zum Hypothalamus und infolgedessen zur Hypophyse, der Hirnanhangsdrüse, um das Luteinisierende Hormon (LH) abzusenken. Die zahlreichen positiven Erfahrungsberichte sprechen in jedem Fall für die sicherere Anwendung der Pflanze. In Deutschland sind mittlerweile zahlreiche Arzneimittel zur Linderung klimakterischer Beschwerden mit dem Wirkstoff Cimicifuga zugelassen.

Den Wurzelstock der Traubensilberkerze nutzten bereits indigene Völker.

Im Norden Amerikas nutzten bereits die indigenen Völker die Traubensilberkerze als gynäkologisches Heilmittel. *Squawroot,* Frauenwurzel, war eine der gängigen Bezeichnungen der Ureinwohner. Sie verwendeten die Wurzel zur Geburtserleichterung und bei Menstruationsbeschwerden oder Asthma. Wie bei vielen anderen Naturvölkern auch, waren den Indianern Wechseljahresbeschwerden völlig unbekannt. Sie fürchteten sich eher vor den Gefahren der Schwangerschaft und Geburt. Mit dem Älterwerden hatten die Menschen bereits große Herausforderungen gemeistert und das Alter generell bedeutete in der Regel nicht nur Erfahrung und Weisheit, sondern ein hohes Ansehen und Macht.

Wirksame Hilfe bei Hitze, Schweiß und Stimmungsschwankungen.

In unserer hiesigen Frauenheilkunde scheint die Traubensilberkerze besonders Frauen in den Wechseljahren gutzutun, denn sie lindert Schweißausbrüche, Hitzewallungen und hat offensichtlich die beschriebenen regulierenden Eigenschaften auf Botenstoffe im Gehirn. Auf diese Weise fördert sie auch den Schlaf und kann dabei helfen, Stimmungsschwankungen wie Nervosität, nervös bedingtes Herzflattern oder depressive Verstimmungen auszugleichen. Auch bei schmerzhaften Monatsblutungen kann die Traubensilberkerze für Sie die richtige Pflanze sein, da sie auch krampflösende Eigenschaften entfaltet. Manchmal werde ich gefragt, ob jetzt nun Mönchspfeffer oder die Traubensilberkerze die geeignete Pflanze ist. Meine Antwort: Grundsätzlich profitieren Frauen zu Beginn der Wechseljahre eher von der Heilkraft des Mönchspfeffers, Frauen im späteren Klimakterium eher von der Heilkraft der Traubensilberkerze.

Sammeltipps: Im Gegensatz zu den meisten Heilpflanzen ist bei der Traubensilberkerze nicht das Kraut, sondern der Wurzelstock der heilwirksame Pflanzenteil, den Sie für die medizinische Nutzung vorzugsweise im Herbst ausgraben sollten. Das Pulver der getrockneten und geriebenen Wurzel bekommen Sie aber auch in Apotheken.

Zubereitungen mit Traubensilberkerze für Frauen bei

- Hitze und Schweiß
- Nervosität und Reizbarkeit
- schmerzhafter Monatsblutung
- vegetativen Herzbeschwerden wie Herzrasen
- depressiven Verstimmungen
- Schlafstörungen

Gut zu wissen

Aus Laboruntersuchungen hat man abgeleitet, dass Zubereitungen der Traubensilberkerze als selektive Östrogenrezeptormodulatoren (SERM) wirken. Das klingt kompliziert und bedeutet, dass einige Substanzen der Pflanze offensichtlich an Östrogenrezeptoren binden und dadurch östrogenähnliche Wirkungen hervorrufen können – während andere Substanzen jedoch die Östrogenwirkungen unterdrücken. Dies ist einer der Gründe, weswegen SERM nach gegenwärtiger Erkenntnis auch nicht die typischen Risiken einer Hormonbehandlung bergen, wie beispielsweise eine erhöhte Brustkrebsgefahr.

Fertigpräparate mit dem Reinwirkstoff *Cimicifuga racemosa* sind in unterschiedlicher Dosierung auf dem Markt. Mittlerweile gibt es Kombipräparate, beispielsweise mit Johanniskraut, die zum Beispiel geeignet sind, wenn psychische Beschwerden im Vordergrund stehen.

Allgemeine Hinweise

Die positiven Effekte der Traubensilberkerze werden Sie vermutlich erst nach zwei- bis vierwöchiger Anwendung erfahren. Eine Anwendung über mehrere Monate ist möglich.

Da keine ausreichenden Untersuchungen zur Unbedenklichkeit während der Schwangerschaft und Stillzeit vorliegen, sollten Sie auf die Einnahme während dieser Zeit verzichten.

Obwohl Cimicifugapräparate tendenziell eine krampflösende Wirkung haben, berichten einige Frauen nach der Anwendung über eine vermehrte Monatsblutung oder auch Brustwachstum. Sollte bei Ihnen ein Brustkrebs mit östrogenpositivem Status festgestellt worden sein, sollten Sie auf die Anwendung der Heilpflanze verzichten.

Zum Selbermachen

Bewährte Rezepturen

Traubensilberkerzentee bei leichten Zyklusunregelmäßigkeiten

1 TL Traubensilberkerzenpulver mit 250 ml siedendem Wasser übergießen. 10 Minuten ziehen lassen und in kleinen Schlucken trinken. Ein bis drei Tassen täglich sind hier die richtige Dosis. Die Teevariante ist im Vergleich zum alkoholischen Extrakt sehr milde, da sich einige Stoffe nur schwer in Wasser lösen. Gehören Sie jedoch zu den sensiblen Menschen und möchten sich vorsichtig an die Wirkung der Traubensilberkerze herantasten, kann der Tee für Sie die richtige Anwendung sein.

Traubensilberkerzenextrakt bei PMS, Hitze und Schweiß

Falls Sie, wie ich, einen Traubensilberkerze im Garten haben, können Sie im Herbst auch ein Stück der Wurzel ernten, dann säubern und trocknen. Mit einem Universalzerkleinerer lässt sie sich am besten zerkleinern. Sie können für die Tinktur sowohl ein daumengroßes Stück der Hauptwurzel als auch die gleiche Menge der zahlreichen kleinen Nebenwurzeln verwenden oder natürlich den Extrakt oder die zerkleinerte Wurzel über die Apotheke beziehen. Jedenfalls brauchen Sie noch um die 250 ml hochprozentigen Alkohol (70 Prozent), den Sie am besten ebenfalls aus der Apotheke holen. Beide Zutaten werden in einem sauberen Schraubglas vermischt. Diesen Ansatz mindestens zwei Wochen ziehen lassen, ehe Sie ihn abseihen und in lichtgeschützte Braunglasflaschen umfüllen. Mehr als 20 Tropfen täglich gelöst in Wasser über einen Zeitraum von drei Monaten sollten Sie jedoch nicht einnehmen.

Yams – *Dioscorea villosa:* natürliches Progesteron?

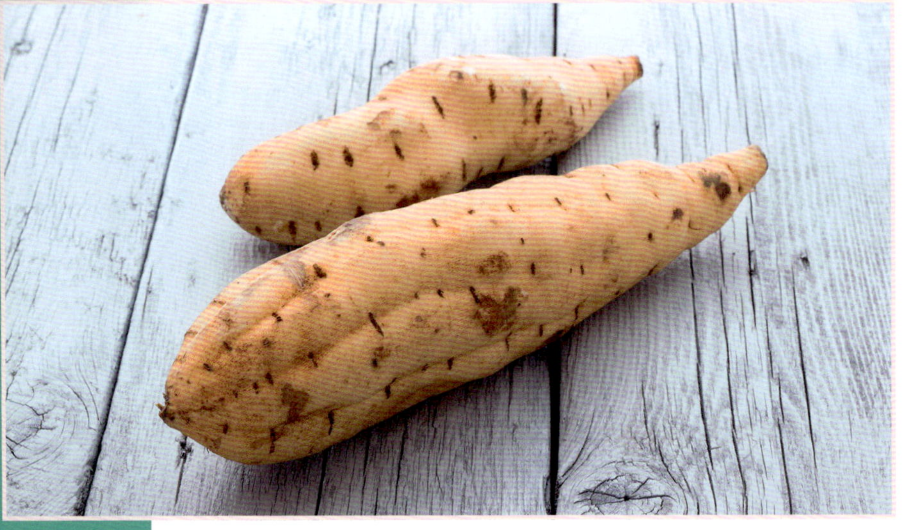

Immerhin: Ihren wissenschaftlichen Namen hat die Yamswurzel in Anlehnung an den großen griechischen Mediziner Pedanios Dioskurides erhalten, der die abendländische Pflanzenheilkunde über mehr als 1.000 Jahre prägte. Grund genug, um die Pflanze näher zu betrachten. Während wir in Europa bis vor einigen Jahrzehnten nichts von der Yamswurzel wussten, ist sie in Südamerika seit Urzeiten Nahrungsmittel und Heilmittel zugleich. Yamswurzelgewächse zählen zu den Urgewächsen von Mutter Erde. Dies erklärt auch, warum sie sowohl auf dem afrikanischen als auch amerikanischen Kontinent beheimatet sind. Hunderte Arten gehören zu dieser Pflanzenfamilie, wobei die in Afrika heimischen Varianten nur wenig Diosgenin enthalten, aber dazu gleich mehr.

Die Inhaltsstoffe: Die wilde Yams ist eine hochwachsende Kletterpflanze mit herzförmigen Blättern. Unterirdisch bildet sie einen

Wurzelstock, welcher der interessante Pflanzenteil ist. Hier konzentrieren sich Vitamine der B-Gruppe, Vitamin C, Mineralien (Kalium, Kalzium, Eisen, Magnesium) und ein steroides Saponin, das Diosgenin. Dieses ähnelt in seiner Struktur dem körpereigenen Geschlechtshormon Progesteron beziehungsweise stellt eine Hormonvorstufe dar. Daher kann die Yamswurzel Frauen insbesondere bei Progesteronmangel in den Wechseljahren dienen.

Yamswurzel enthält Diosgenin, eine Vorstufe zum Progesteron.

Progesteron ist eines der wichtigsten Sexualhormone (Seite 16). Bei Frauen im gebärfähigen Alter wird es vermehrt in der zweiten Zyklushälfte gebildet. Nach dem Eisprung bereitet es die Gebärmutter auf die Einnistung einer befruchteten Eizelle vor. Mit Beginn der Wechseljahre lässt die Progesteronproduktion nach und kann unter Umständen zahlreiche Beschwerden auslösen: Haarausfall, Gewichtszunahme, Schlafstörungen, Stimmungsschwankungen und Zyklusprobleme. Immer wieder taucht in diesem Zusammenhang in der Literatur der Begriff „Östrogendominanz" auf. Damit gemeint ist das durch den zunehmenden Progesteronabfall mitunter entstehende starke Ungleichgewicht zwischen Östrogen und Progesteron. Es kommt also zu einem Überschuss an Östrogen.

Die Yamswurzel wächst unter der Erde und schon die Azteken und Maya sollen ihre Wirksamkeit erkannt haben. Sie gebrauchten sie zur Steigerung der Fruchtbarkeit, als Anti-Aging-Mittel, zur Zyklusregulierung und Empfängnisverhütung. Vermutlich bildet die Yamswurzel einen natürlichen Schutzschleim, an dem die Spermien abrutschen und so die Eizelle nicht mehr erreichen können. Tatsächlich wurde die Yams in den Anfangszeiten der Antibabypille bei der Pillenherstellung für den Progesteronanteil verwendet, heute gebraucht man dafür synthetisch hergestellte Gestagene.

Die stärkehaltige Yamsknolle ist mittlerweile auch in unseren Breiten bekannt, denn sie ist auch Nahrung. Einige bezeichnen sie als Trend- und Superfood, da sie viele Vitamine und Mineralien liefert. Dazu kommt der hohe Stärkegehalt, der gut sättigt. Roh ist sie allerdings ungenießbar und muss daher wie Kartoffeln zubereitet werden. Übrigens kommt das Wort *yam* aus dem Westafrikanischen *nyami* und bedeutet: zum Essen. Yamswurzeln ähneln geschmacklich und optisch dabei eher den Süßkartoffeln, sind aber nicht mit ihnen verwandt. Einige kleinere Studien belegen bei regelmäßigem Verzehr mittlerweile eine Präventivfunktion, sogar vor einer Osteoporose.

Zur Selbstbehandlung eignet sich die Wurzel weniger. Ich würde Ihnen daher raten, sich an mit der Therapie von bioidentischen Hormonen vertraute Ärzte oder Heilpraktiker zu wenden, die auch Ihren Hormonstatus überprüfen können. Als Kapsel, Gel oder Creme wird die Anwendung von Extrakten der Yamswurzel abends in der zweiten Zyklushälfte empfohlen. Die verschreibungsfreien Präparate sind bei Frauen in den Wechseljahren in der Regel ausreichend.

Zubereitungen mit Yamswurzel für Frauen bei

- Östrogendominanz
- Progesteronmangel
- prämenstruellem Syndrom (PMS)

Gut zu wissen

Die Yamswurzel enthält lediglich eine Vorstufe des natürlichen Progesterons, das Diosgenin. Im Körper kann dies zu Progesteron verstoffwechselt werden. Je nach Dosierung kann die Yams daher Beschwerden in den Wechseljahren lindern. Dennoch gilt in jedem Fall: Hormontherapie ist immer eine Präzisionsarbeit. Die Devise Viel hilft viel ist hier absolut fehl am Platz.

Allgemeine Hinweise

Der positive Nutzen der Yamswurzel wird in der Medizinwelt noch immer kontrovers diskutiert. Diosgenin kann dazu beitragen, die natürliche Progesteronproduktion wieder anzuregen. Vermutlich profitieren aber nur jene Frauen davon, deren Eierstöcke die Produktion von Progesteron noch nicht eingestellt haben. Bei postmenopausalen Frauen kann die Gabe der Yams sogar die Produktion männlicher Sexualhormone begünstigen und damit erneut Beschwerden verursachen. Auch dies ist einer der Gründe dafür, warum Sie zu dieser Pflanze ausnahmsweise keinen Rezeptteil finden.

Literatur

Ahrens Detlev: Sechzig einheimische Wildpflanzen in lebendigen Portraits. DuMont Buchverlag, Köln 1991

Bächtold-Stäubli Hanns unter Mitwirkung von Hoffmann-Krayer Eduard: Handwörterbuch des deutschen Aberglaubens, Band 1–10. Walter de Gruyter Verlag, Berlin 2000

Beuchert Marianne: Symbolik der Pflanzen. Insel Verlag, Berlin 2004

Fintelmann Volker, Weiß Rudolf Fritz, Kuchta, Kenny: Lehrbuch Phytotherapie. Haug Verlag, Stuttgart 2016

Fuchs Leonhart: Kreütterbuch, Ausgabe Basel. Michael Isingrin 1543, Reprintverlag Konrad Kölbl, München 1975

Greiner Angelika, Weber Karin: Magie und Heilkraft der Frauenkräuter. Mosaik Verlag, München 1999

Mayer Johannes Gottfried, Goehl Konrad (Hrsg.): Kräuterbuch der Klostermedizin, Der Macer Floridus – Medizin des Mittelalters. Reprintverlag Leipzig Volker Hennig, Holzminden 2003

Keidel-Joura Christine: Vom Charakter der Heilpflanzen. Mit heimischen Pflanzen Körper und Seele heilen. Droemer Knaur, München 1997

Kruse Britta-Juliane: Die Arznei ist Goldes Wert – Mittelalterliche Frauenrezepte. Walter de Gruyter, Berlin/New York 1999

Rätsch Christian: Pflanzen der Liebe. Aphrodisiaka in Mythos, Geschichte und Gegenwart. AT Verlag, Aarau Schweiz 2001

Ritter Claudia: Frauenmantel. Das Frauenkraut. Deutsche Hebammen Zeitschrift, Elwin Staude Verlag GmbH Hannover, DHZ 01/2013

Ritter Claudia: Hexenkräuter – Kräuterfrauenwissen neu entdecken. Verlag Eugen Ulmer, Stuttgart 2018

Ritter Claudia: Schlafmohn, Engelwurz und Aphrodites Quitten. Die Pflanzen der Heiligen und Gottheiten, Heilanwendungen und Rezepte. Stocker, Graz 2016

Ritter Claudia: Superfood von A bis Z gegen Krebs. 101 Gewürze, Früchte und Gemüse. Herbig Verlag, München 2016

Ross Jeremy: Eine klinische Materia Medica – Westliche Heilpflanzen und Chinesische Medizin: 120 Heilpflanzen und ihre therapeutische Anwendung. Verlag Systemische Medizin AG, Bad Kötzting 2009

Tabernaemontanus Jacobus Theodorus: Neu vollkommen Kräuterbuch. Reprint der Ausgabe 1731. Reprintverlag Konrad Kölbl, München 1970

Werner Monika, von Braunschweig Ruth: Praxis Aromatherapie. Thieme Verlag, Stuttgart 2016

Wichtl Max (Hrsg.): Teedrogen und Phytopharmaka. Ein Handbuch für die Praxis auf wissenschaftlicher Grundlage. Wissenschaftliche Verlagsgesellschaft, Stuttgart 2009

Zerling Clemens: Lexikon der Pflanzensymbolik. AT Verlag, Aarau Schweiz 2007

Studienergebnisse aus: https://www.ncbi.nlm.nih.gov/pubmed/

Register

Reset in der Mitte des Lebens ...

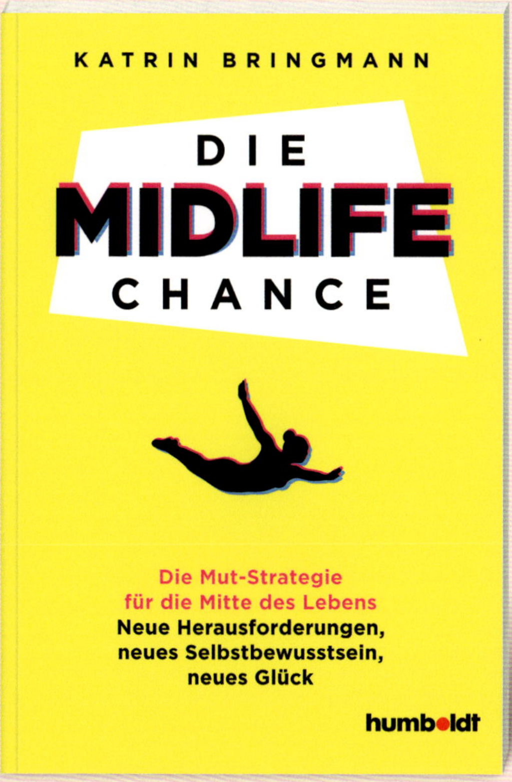

- Ein Buch für alle Frauen, die mit Power in die zweite Lebenshälfte starten wollen
- Mit konkreten Strategien, um neue Ziele zu definieren und umzusetzen
- Mit vielen praktischen Tipps und Übungen: für mehr innere Überzeugungskraft, persönliche Entspannung und neue berufliche Vorhaben

Stand 2020. Änderungen vorbehalten.

Katrin Bringmann

Die Midlife-Chance

176 Seiten
14,5 x 21,5 cm, Softcover
ISBN 978-3-86910-107-1
€ 19,99 [D] · € 20,60 [A]

Der Ratgeber ist auch als eBook erhältlich.

humboldt
...bringt es auf den Punkt.

Bibliografische Information der Deutschen Nationalbibliothek
Die Deutsche Nationalbibliothek verzeichnet diese Publikation in der deutschen Nationalbibliografie; detaillierte bibliografische Daten sind im Internet über http://dnb.ddb.de/ abrufbar.

ISBN 978-3-8426-2935-6 (Print)
ISBN 978-3-8426-2936-3 (PDF)
ISBN 978-3-8426-2937-0 (EPUB)

Fotos:
Titelmotiv: gettyimages / Jill Ferry
Stock.adobe.com: OLGA GAVRILOVA: 6/7; sbw19: 21; behewa: 28/29; Animaflora PicsStock: 32; Igor Stevanovic: 38; nikolaydonetsk : 42; IZOTOV DMITRII: 56; Madeleine Steinbach: 60, 91; juefraphoto: 67; cut: 72; pusteflower9024: 74; Sanja: 86; SuGak: 97; Shelli Jensen: 112; FPWing: 142
Claudia Ritter: S. 5, 45, 51, 57, 62, 68, 80, 92, 103, 109, 115, 121, 127, 132, 137

Originalausgabe
© 2020 humboldt
Eine Marke der Schlüterschen Verlagsgesellschaft mbH & Co. KG
Hans-Böckler-Allee 7, 30173 Hannover
www.humboldt.de
www.schluetersche.de

Aus Gründen der besseren Lesbarkeit wurde in diesem Buch die männliche Form gewählt, nichtsdestoweniger beziehen sich Personenbezeichnungen gleichermaßen auf Angehörige des männlichen und weiblichen Geschlechts sowie auf Menschen, die sich keinem Geschlecht zugehörig fühlen.
Autorin und Verlag haben dieses Buch sorgfältig erstellt und geprüft. Für eventuelle Fehler kann dennoch keine Gewähr übernommen werden. Weder Autorin noch Verlag können für eventuelle Nachteile oder Schäden, die aus in diesem Buch vorgestellten Erfahrungen, Studien, Rezepturen, Medikamenten, Methoden und praktischen Hinweisen resultieren, eine Haftung übernehmen. Insgesamt bieten alle vorgestellten Inhalte keinen Ersatz für eine medizinische Behandlung.
Etwaige geschützte Warennamen (Warenzeichen) werden nicht besonders kenntlich gemacht. Daraus kann nicht geschlossen werden, dass es sich um freie Warennamen handelt.
Alle Rechte vorbehalten. Das Werk ist urheberrechtlich geschützt. Jede Verwertung außerhalb der gesetzlich geregelten Fälle muss vom Verlag schriftlich genehmigt werden.

Lektorat: PEPE Die Redaktion für Gesundheit & Medizin, München
Covergestaltung: Zero, München
Layout: Groothuis, Lohfert, Consorten, Hamburg
Satz: Die Feder, Konzeption vor dem Druck GmbH, Wetzlar
Druck und Bindung: Gutenberg Beuys Feindruckerei, Langenhagen